50歳からの
病気にならない食べ方・生き方

石原結實

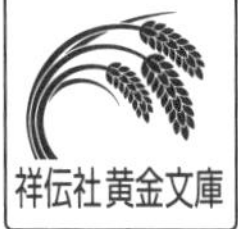

はじめに　50歳からますます健康な人生を！

老化を自覚するころから、病気にかかりやすくなる！

25歳を過ぎると、誰でも身体機能や内臓機能が衰えはじめる。つまり、そのころから生理学的には「老化」がはじまる。

しかし、一般に、実際に老化を自覚しはじめるのは、50歳前後からではないだろうか。

このころから、腰や膝が痛くなったり、尿に勢いがなくなったり、精力低下を感じはじめたり、老眼、白髪や抜け毛、歯槽膿漏……などの、誰の目から見てもはっきりとした老化の症状が現れはじめる。

そうした自覚症状がはじまる50代から、高血圧、虚血性心臓病（狭心症や心筋梗塞）、糖尿病、脂質異常症（高脂血症）、痛風、脂肪肝……などの「病名」がつく内科疾患への罹患や通院者率も急激に増えてくる。

つまり、老化がはじまるころから、こうした病気も並行して起こってくるのである。

図1　糖尿病が強く疑われる者の割合（30歳以上）

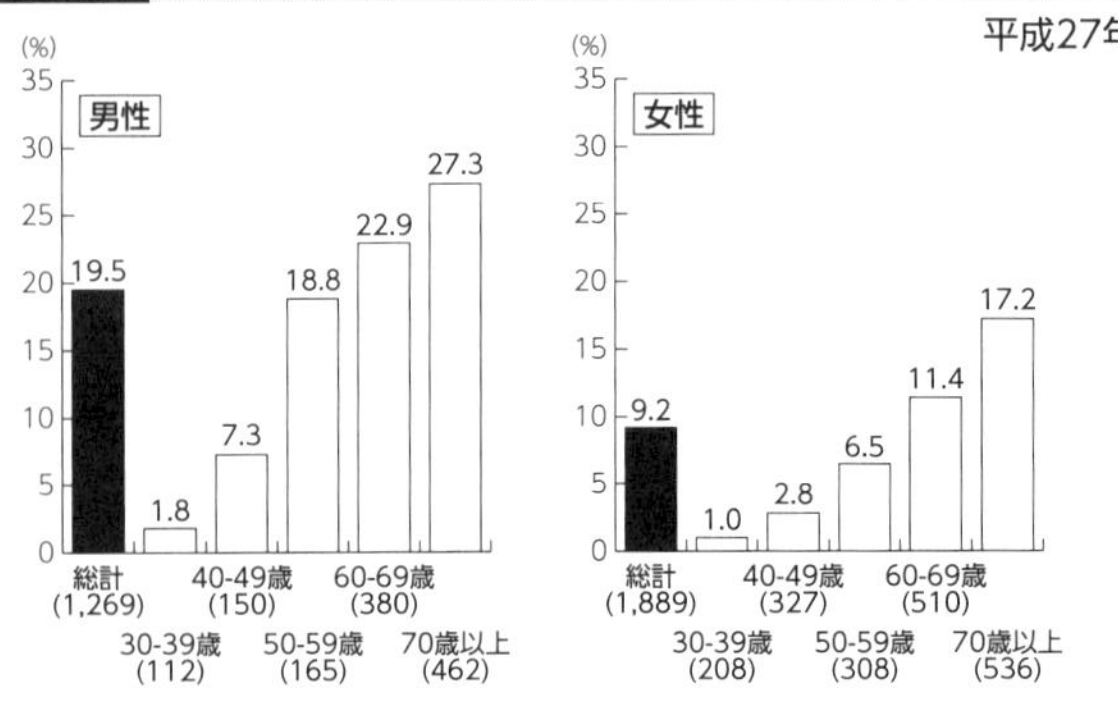

（出典）「国民健康—栄養調査」（厚生労働省）

老化の病気に悩むのは人間とペットだけ

老化とは、「あらゆる生物が誕生し、成長、成熟したあと、死に至るまでの変化や過程」をいう。

しかし、鮭は生殖能力がなくなるとすぐ死ぬように、野生の動物においては、我々人間のような寝たきりや半身不随、認知症、パーキンソン病……などの老化による疾患や症状はほとんど皆無（かいむ）である。

ところが、人間と同じように運動不足と食べすぎの状態にあるペットには、そうした老化の病気や症状が存在する。

それはなぜなのか。「野生動物」と「人間とペット」の生活の差を考えると、自（おの）ず

図2　糖尿病が強く疑われる者の割合（30歳以上）

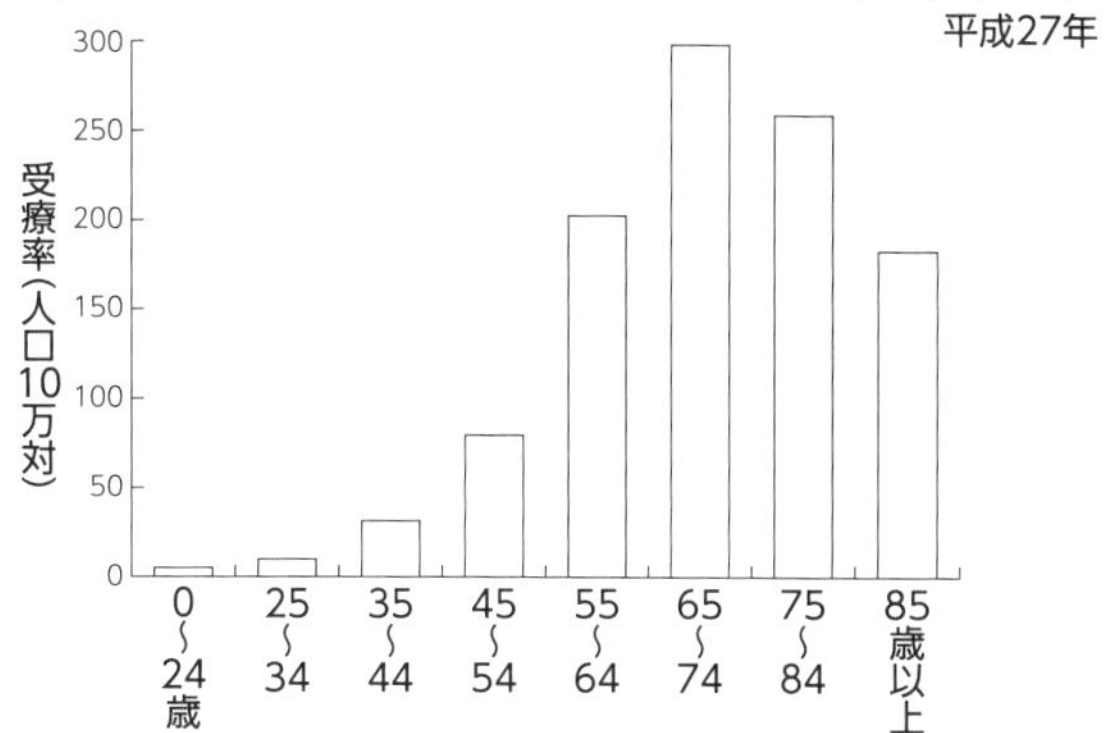

（出典）「患者調査」（厚生労働省）

図3　性・年齢階級別にみた通院者率（人口千対）

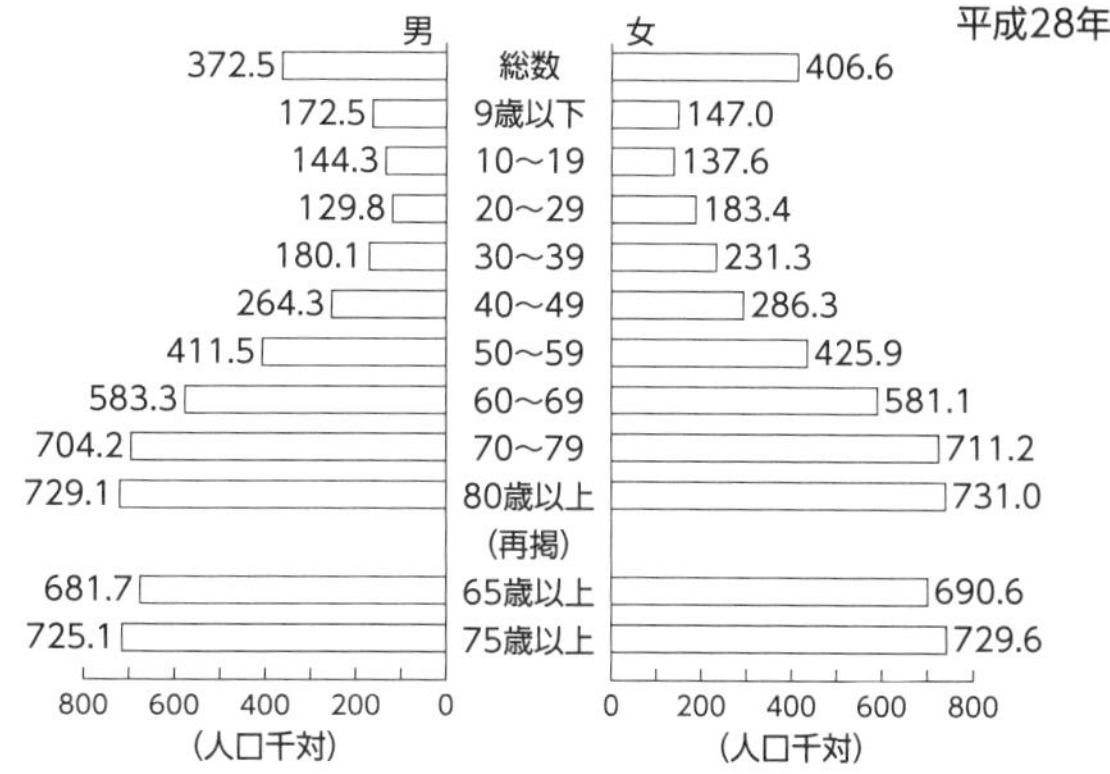

（出典）「国民生活基礎調査」（厚生労働省）

と答えが見えてくる。

野生動物は、エサを求めて常に歩き回る（筋肉を使う）。しかしながら、いつもエサにありつけるとはかぎらず、空腹の時間が長いからこそ、病気や老化と無縁の生活を送っているのである。

食べすぎないで、体を温めれば免疫力は上がる！

「免疫」とは、文字どおり「疫＝病気」を免れる力のことをいい、それは端的には血液の中を自由に動き回っている白血球の力のことである。

白血球は約38億年前の地球上に、はじめて誕生したアメーバ様の単細胞生物が形を変えず、原型を残したまま、血液という海の中を泳いでいるものといってよい。

我々が満腹のときは、血液中には胃腸から吸収された糖や脂肪、ビタミン、ミネラルなど種々の栄養素が十分に存在し、白血球もそれを食べて満腹になる。よって、外から入ってくるバイ菌やアレルゲン、体内で増殖するがん細胞や老廃物をあまり食べようとしない。つまり、満腹のときは免疫力が落ちるのである。

逆に、我々が空腹のときには、血液中の栄養素が不足気味になるため、白血球もおなかをすかせて、バイ菌やがん細胞などを貪食(どんしょく)する力が強くなる。よって動物も人間もある程度以上の病気になると食欲不振に陥るのである。それは、「白血球の力＝免疫力」を促すための本能である。

ところが、一般の人はもちろん、医師さえも、食欲のない患者に「体力をつけるために食べなさい」と食べることを無理強いすることが多い。それには「？」がつく。

また、寒いところでは体がかじかみ、十分に動けなくなる。寒いと動きたくもないが、暖かいところや湯船の中では、体はよく動き、活発になる。

同様に、白血球も体温が下がると動きが悪くなり、免疫力が落ちる。逆に、体が温まると動きがよくなり、免疫力が上がる。つまり、体が温まると免疫力が上がるのである。

ちなみに、白血球は血液1㎣中に4000〜9000個（平均5000個）存在する。血液の量は体重の約13分の1なので、体重65kgの人で5ℓ（5000cc）、52kgの人で4ℓ（4000cc）になる。よって白血球は人体内に約200億個存在するという計算になる。

老化や病気と無縁の生活を！

野生の動物の世界には、医師も看護師も病院も存在しない。病気をしたり（めったにしないが）、けがをしたりすると、熱を出す（発熱）かエサを食べない（断食）で治し、何億年も連綿として生命を継いできた。

よって、「病気を防ぐ、または治す方法」は、「食べすぎない＝腹八分目にする」ことと、「体を温める」という2点に集約される。

本書では、こうした点を考慮しながら『50歳からの病気にならない食べ方・生き方』と題して、50歳からの人生を健康で幸福に過ごすための秘訣をお伝えしたいと思う。

読んでくださった方々が、病気と老化から免れ、ますます健康になられんことを心から祈念する次第です。

二〇二二年一月

石原結實

50歳からの病気にならない食べ方・生き方◉目次

2章　体が喜ぶ食べ物を食べる　47

第2部 病気にならない運動・生き方

1章 筋肉こそ健康の源

2章　健康な人は温かい体と心を持っている　111

第3部　病気は自分で治す！——病気・症状別対処法　125

図版作製　J-ART

第1部

病気にならない食べ方・食べ物

1章　人間の本能に根ざした食生活を！

歯の形に合った食事をする

「食い違い」が病気を引き起こす！

話は旧聞に属するが、１９８６（昭和61）年に、まずイギリスで発生して、その後、ヨーロッパの国々でも猛威を振るい、日本にも２００１（平成13）年に〝上陸〟して、我々を不安と恐怖におとし入れた狂牛病（ＢＳＥ）という病気がある。

ＢＳＥの原因は「プリオン」という病原体とされているが、そうしたミクロレベルのことはどうでもよく、乳牛を早く成長させるために、羊の骨や肉（の乾燥粉末）を食べさせたことが本当の原因である。

草食動物である牛に肉を食べさせるという「食い違い」をさせたことこそがＢＳＥの真因だ。

西洋医学や現代栄養学は分析学であるがゆえに、「たんぱく質は成長に不可欠な栄養素……」などと「たんぱく質至上主義」に陥っている。

しかし、世界最大の陸上動物で6500kgの体重がある象、身長5mにもなるキリン、いかつい体を誇るサイやカバなどは、すべて草食動物である。平べったい草食用の歯しか持っていないからだ。

一方、ライオン、トラ、チーターなどに、血液をアルカリ性にしようと草や果物を食べさせようとしても絶対に食べない。とがった肉食用の歯しか持ちあわせていないためだ。

ことほど左様に動物の食性は歯の形によって決まっている。

我々人間の歯を見ると、32本の歯があり、その内訳は、

穀物食用の臼歯　20本（20／32＝62・5％）
野菜・果物食用の門歯　8本（8／32＝25・0％）
肉・魚介類・卵食用の犬歯　4本（4／32＝12・5％）

となっている。このとおりの比率で食べるのがもっとも健康によいはずである。

歯の形に合った食生活を!

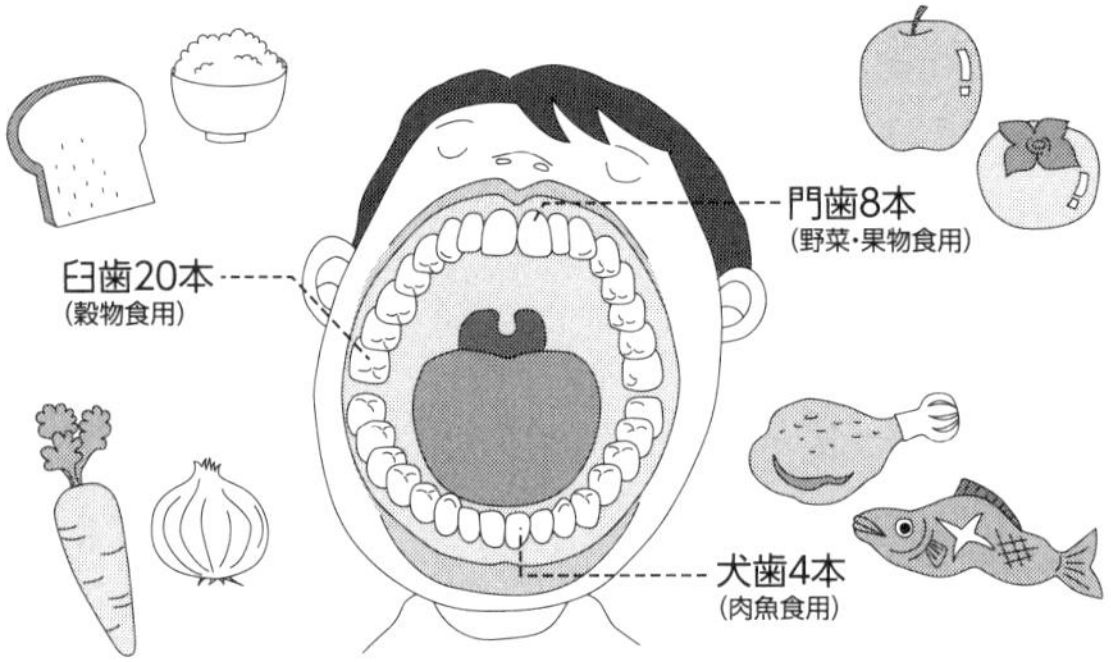

しかし、アフリカに発祥の起源を持つ人類の祖先の一部が、約5万年前に北上し、野菜や果物や穀物がほとんどない、厳寒のヨーロッパで仕方なく狩猟や牧畜をはじめた。その結果生まれたのが、肉や卵や乳製品中心の「たんぱく質至上主義」の現代栄養学である。

日本でも戦後（1945年以降）、特に1960年代の高度成長期以降、西洋の栄養学にならって動物性食品の摂取が増えるようになった。するとさまざまな病気が増加し、疾病構造も変化してきた。

1981（昭和56）年以降、日本人の死因のダントツ1位に居座り続けているがんも、そのタイプが変化し、今や胃がんや子宮頸（けい）がんなど日本型のがんは減少している。そして、肺がん、大腸がん、乳がん、卵巣がん、子宮体がん、前立腺がん、膵臓（すいぞう）がん、食道がんなどの欧米型のがんが増加している。戦前にはほとんど存在していなかった心筋梗塞（欧米人の死因の1位）が2位をキープし、４位の脳卒中も日本型の脳出血は減少し、欧米型の脳梗塞（脳血栓）が激増した。また、現在、糖尿病は予備軍も含めると２２５１万人もいる、と考えられている。高血圧は９９４万人と〝正式〟に発表されているが、実際は４０００万人くらいに達するのでは、と主張する医学者もいる。

こうした病気の原因は、１９６０年以降発達した交通機関や自家用車の所有率の増加、洗濯機や掃除機など電化製品の普及による運動不足や筋肉労働不足、食生活の欧米化である。

日本の「和食」は一番の健康食

このことからもわかるように、「病気にならない食べ方・食べ物」は、歯が示している人間に合った食物を摂ることである。それは我々日本人が何百年もの間に培（つちか）ってきた「和食」を中心とした食生活だ。

そのことを見事に証明してくれたのがアメリカでの事例である。

アメリカでは、あまりにも心筋梗塞、がん、脳梗塞、肥満などの病気が多すぎるということで、1975年に上院に「栄養問題特別委員会」が設置され、アメリカの医学者に全世界の栄養状態と病気の発生状況を調べさせた。

2年後には5000ページを超える調査結果が出され、最初に挙げられている「米国人の栄養の目標」では、「炭水化物で食生活の55~60%を摂ること」と示されている。

先ほど述べたように、人間の歯の形を考慮すると臼歯の割合である62・5%が穀類を食べる歯である。つまり、歯が示す食形態と一致しているわけだ。

具体的には「穀類、野菜、フルーツ、鶏肉、魚、スキムミルク、植物油」をしっかり摂り、「肉、卵、牛乳、砂糖・塩・脂の多い食物」は控えるよう指示されている。つまり、人間の歯の形に合った食物が、もっとも健康によい、病気になりにくい食物であることが証明されたわけである。

また、この調査結果では、日本の和食が一番の健康食であるとも示されていて、これが公表されたころから、アメリカでは寿司屋、天ぷら屋、和食レストランがどんどん増えていった。

図4　日本人の食生活（1日あたり摂取量）の変化

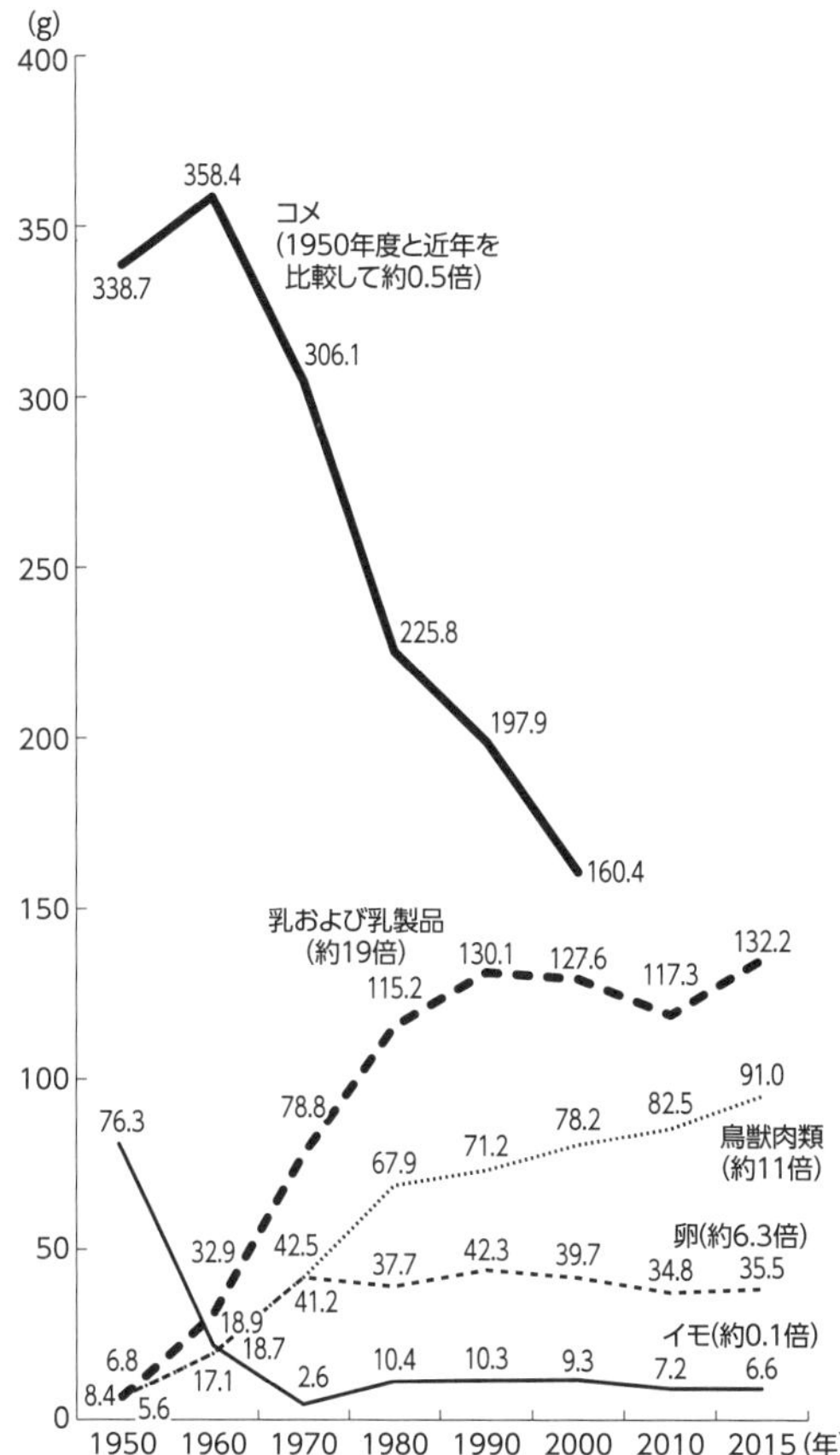

（出典）「七訂食品成分表2018」（女子栄養大学出版部）

この調査結果のおかげで、アメリカにおける病気は減りつつある。1975年当時、人口10万人に対して380人も心筋梗塞で死亡していたのに、2011年には58％も減少した（半分以下）。

G7の国々では、がんによる死亡者数が増加の一途をたどっている一方で、アメリカのがんによる死亡者数は約17％減った。

〈米国の反省　上院より提出された「栄養の目標」（1977）〉

① 1日のエネルギー摂取の55～60％になるように炭水化物の摂取量を増やす
② 1日のエネルギー摂取の30％までに脂肪の摂取量を減らす
③ 飽和脂肪酸（動物性脂質）と不飽和脂肪酸（魚の油・植物性脂質）の比率を同等にする
④ コレステロールの摂取量を1日300㎎まで減らす
⑤ 砂糖の摂取量を現在より40％減らし、1日のエネルギー摂取の15％にする
⑥ 塩の摂取量を1日3ｇまで減らす

「石原式健康基本食」で病気知らずに！

「空腹」が免疫力を高める！

　１９７５年当時は、医師が約13万人、がんの死亡者数は約13万６０００人であった。今や医師の数は32万人と倍増し、その間、がんに関する研究や治療方法も格段に進歩したのに、２０２０年、がんで死亡した人は38万人近くにもなっている。

　がんだけでなく、脂質異常症、糖尿病、高血圧、痛風などの生活習慣病、うつや神経症、統合失調症など精神疾患、アレルギー疾患や自己免疫疾患など、ありとあらゆる病気が増加の一途をたどっている。

　日本はディズニーランドならぬディジーズランド（disease land＝病気の国）になり果ててしまったようだ。

　それは日本人の免疫力が低下してきていることを示している。免疫の中心を担っている白血球の力は「食べすぎ」により減弱し、空腹により増強する。

　今、我々日本人は「飽食」の状態にあるからこそ、医師が増加し、医療技術が進歩しても病気が減らないどころか増加しているという矛盾の中にいるわけだ。

「腹十二分に医者足らず　腹八分目に病なし」という金言があるが、医者足らずの「腹十二分」から「四分」引くと、すなわち病のない「腹八分」になる。それには「四分＝1食」抜けばよいということになる。

現代の日本人の生活様式を考えると、「朝食」を抜くことが一番適している。

毎日、十分な運動や肉体労働をし、「腹八分目」を条件にしっかり嚙んで食べれば、「1日3食」食べてもよいのだろうが。

誰でもできる「少食生活」

少食生活でおすすめするのは「朝食」を抜くことだ。

前に述べたように、現代の日本人、特にサラリーマン、自営業など働き盛りの人々の生活様式（夕方遅くまで働き、それから、アルコールを飲み夕食を摂る）を考えると、「腹八分目」により「若さを保って老化、生活習慣病を防ぐ食生活」は次のようになる。

〈朝食〉

次に挙げる①〜⑤のうち、自分に合ったものを実行されるとよい。

① 食べない
② お茶もしくは水分のみ
③ ニンジン・リンゴジュースをコップ1〜2杯
④ ショウガ紅茶を1〜2杯
⑤ ニンジン・リンゴジュースとショウガ紅茶をそれぞれカップ1〜2杯ずつ

＊ニンジン・リンゴジュースの作り方は50ページ、ショウガ紅茶の作り方は48ページ。

〈昼食〉

次に挙げる①〜④のうち、自分に合ったものを実行されるとよい。

① ネギなどの薬味、七味唐辛子をたっぷり入れたそば
② 具だくさんのうどん（ネギなどの薬味、七味唐辛子をたっぷり入れる）
③ タバスコをしっかりかけたパスタまたはピザ
④ ふつうの食事を腹八分以下で摂る

〈夕食〉

アルコールを含めて何を食べても飲んでもよい（ただし、歯の形に合った食生活のバランスを一応考慮に入れる）。

朝食は食べないほうがよい！

1日のエネルギー源となり、1日の生活リズムを整える朝食は必ず摂るべきだと、一般的には考えられている。

昔の人のように日の入りとともに就寝して10時間近く眠り、日の出とともに起床し、「朝メシ前」に農作業など一仕事する生活を送っていれば、朝食はたしかに必要不可欠だったろう。

しかし、サラリーマン、OL、自営業者など遅くまで仕事をしている現代人の多くは夜の8〜10時ごろに酒食を摂り、5〜6時間眠っただけで、朝はせわしく起きて仕事に出かける。

このような状態では朝起きたときに、前日の夕食が胃に残っていることも多いだろう。また、疲れていて目覚めが悪いときは、胃腸も十分に覚醒していないことが多い。

食べたくもない「朝食」を無理に食べることは、本人にとっても、胃腸にとっても拷問でしかないのである。

また、朝食を食べないと1日をはじめるエネルギーが出ないなどと言うのは、単なる思いこみにすぎない。力自慢の力士の朝稽古は、朝、ひと口も食事を摂らないで3～4時間続けられる。こうしてみると、力を出すために朝食が必ずしも必要なわけではないことがよくわかるだろう。

食事をすると、食べ物を消化するために血液が胃腸に集まってしまい、筋肉に回る血液が減ってしまう。そのため、食べるとかえって力が出ないのである。

そもそも、現代人が悩まされている高脂血症（脂質異常）〈動脈硬化、脂肪肝、脳梗塞、心筋梗塞を招く〉、高血圧、高血糖（糖尿病）、高体重（肥満）などの生活習慣病は「高」がつく「栄養過剰病」である。がんも栄養過剰病の一面を持っている。

つまり、朝食べたくない人は無理に食べる必要はない。それどころか、朝食を抜いたほうが健康によいといえる。

空腹を感じたときは糖分を

たしかに、人体を構成する60兆個を超える細胞は糖分をエネルギー源としている。糖分が不足したときには、低血糖発作（イライラ、ふらつき、動悸（どうき）、失神……など）が起こるが、低たんぱく質発作や低脂肪発作は存在しない。

つまり、朝空腹を感じたときには、糖分を補えばよいのである。そもそも、空腹感、満腹感は胃腸が食物で満たされているかどうかで決まるわけではない。

血液中の血糖（ブドウ糖）が低くなると「空腹」を、高くなってくると「満腹」を、脳の視床下部にある「空腹中枢」と「満腹中枢」が感じるのだ。

空腹感を解消するための手っ取り早い方法は、糖分を摂取することだ。例えば、チョコレートや黒アメをなめるとか、紅茶にすりおろしたショウガを入れ、黒砂糖やハチミツを加えたショウガ紅茶などがおすすめだ。

白砂糖ではなく黒砂糖、ハチミツなのには理由がある。黒砂糖やハチミツには、ビタミンB_1・B_2・B_6などのビタミンをはじめ、鉄、カリウム、カルシウム、リン、亜鉛などのミネラルを豊富に含んでいる。

そのため、体内での糖質の代謝を高めて利用効率を上げる。それだけでなく、糖、たんぱく質、脂質を摂りすぎ、体内での代謝に必要なビタミン、ミネラルが不足して種々の文明病を患（わずら）っている現代人には、病気予防の側面からもよい効果がある。

昼食には「そば」が最適！

今の日本人の生活を考えると、昼食時もこれまた忙しい。スペインやギリシャでは昼の休憩をたっぷりとり、ゆっくりと昼食を楽しんでいるが、日本人にはとてもそんな余裕がないのが現実だ。

そこで昼食におすすめするのが「そば」である。

そばは8種類の必須アミノ酸、動脈硬化予防によい植物性脂質、エネルギー源となる糖質、豊富なビタミン、ミネラルを含んでいる。しかも、そばに含まれるポリフェノールは脳卒中や認知症予防に効果的で、さらに血糖を下げるバナジウム（ミネラルの一種）も含まれ、糖尿病の予防、改善に役立つことがわかっている。

これに、ネギや七味唐辛子をたっぷりかけると体を温め、免疫力の低下や種々の体調不良の原因となる体温の低下を改善してくれる。

特にネギには血管を拡張して高血圧や虚血性心疾患を防ぐ硫化アリル、血糖を下げるグルコキニンが含まれ、本当の意味で「薬」味となっている。

そばが苦手な人や、毎日食べて飽きてしまったという人は、ワカメ、山菜、トロロ昆布などの具がたっぷり入ったうどんにしてもよい。そばと同様、ネギや七味唐辛子をたっぷりかけよう。

洋食が好みの人であれば、パスタ（特にニンニク入りのペペロンチーノ）やピザでもよい。これに唐辛子からできているタバスコを存分にかけると、体を温めてくれるのでさらによい。

ふつうの食事がしたいという人は、よく噛んで食べて「腹八分目以下」を心がけよう。おなかいっぱいになるまで食べると、消化・吸収のために血液が胃腸に集まってしまい、脳や体全体に送られるはずの血流が少なくなってしまう。すると体がだるくなったり、眠気に誘われて午後の仕事に支障をきたす。

このように朝食を抜いて、昼食を軽めにすると、夕食はアルコールも含めてなんでも食べてよい。もちろん、歯の形を考慮し、栄養のバランスも念頭に入れる必要はあるが、肉や卵など自分の好きなものを食べてよい。30億年を超えて、連綿と続いてきた地球上の生命の頂点に立っている人間の本能が「おいしい」と思うものこそ、体が欲しているものだからである。

コラム　食事の量と記憶力の関係

ドイツのミュンスター大学のアグネス・フレール博士らは、平均年齢60歳の被験者60人に対して、食事の量と短期的記憶力との関係を調査した。

被験者の3分の1には食事量を通常より30％減少してもらった。

3か月後、被験者に単語記憶テストを実施したところ、単語15語について、

ふつうの食事をした人　10・5語記憶
30％減食した人　12・5語記憶

という2語の差がついた。

2語の差は、30歳と50歳の記憶の差に相当するという。

アメリカ国立老化研究所のイングラム博士の実験でも、減食したネズミは認知症が減少し、長生きすることが証明されている。認知症予防には腹八分目以下の食事がよいようだ。

「塩分の制限」と「水分の摂りすぎ」は病気を招く

体の「本能」を重視しよう

巷（ちまた）では「高血圧や脳卒中の原因になるので、塩分は控えめにすること」とか「日本人の死因の第2位と第4位を占める心筋梗塞や脳梗塞は血栓症なので、血液をサラサラにするためにも1日2～3ℓ以上の水分を摂るように」などという指導がなされている。

そうした指導が何十年も続けられてきたのに、高血圧の患者の受療率は50年前に比べて2倍以上になっているし、血栓症の患者も毎年増え続けている。

しかし、我々人間は、30億年間かけて、生命が地球上で経験したことの総括として現れている「本能」をもっと重視すべきだ。

つまり、「塩分が欲しいときには摂るべきだし、水が欲しくなければ無理をして飲むべきではない」のである。

塩は体を温め、人間に必要なもの

すべての生命の元となっているのは、約30億年前に海中で誕生したアメーバ様の単細胞生物だ。これが分裂、分化を繰り返して多細胞生物に進化し、3億年前には一部の脊椎(せきつい)動物が陸上に這(は)い上がった。

それまで海の中で生活していたため、陸に上がると干からびてしまう。そこで、生命体は海水と同じものを体内に備えて陸上に這い上がった。それが血液である。

血液のことを血潮と呼ぶし、汗、鼻水、涙など体液はすべて塩辛い。つまり、人間の60兆個の細胞は、陸に上がった今でも海水の中にいる状態なのである。よって魚介類、海藻類など「海のもの」が総じて健康によいように、塩も健康に与える効果は甚大(じんだい)なものがある。

1950年代にアメリカの医学者ダールが来日し、鹿児島から青森までの疫学調査を行った。それによると、当時の鹿児島に住んでいた人の塩分摂取量は1日約14g、高血圧の発症頻度は約20%だった。この数値は両方とも北上するほど上昇し、青森では1日の塩分摂取量が約28g、高血圧の発症頻度は約40%と高かった。そのため、「塩分の摂取量＝高

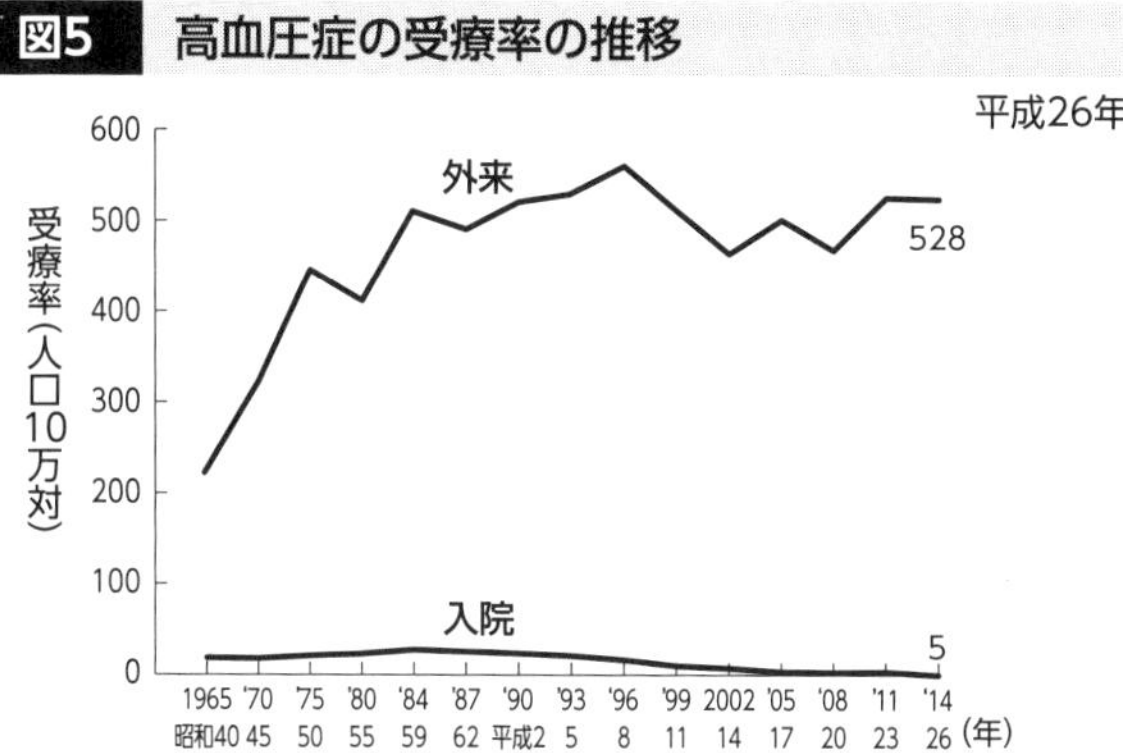

（出典）「患者調査」（厚生労働省）

血圧＝脳卒中」という短絡的な図式が成り立ったのだ。

この結果、全国各地で減塩運動が起こった。ただ、ここ60年間の減塩運動の成果には疑問が残る。高血圧の専門学者は、減塩運動により「脳出血」が減少したと主張する。これは正しいとしても、逆に「脳梗塞」は激増している。つまり、「脳出血」の減少は、「減塩運動」によるものではなく、日本人の食生活が欧米化してきたためだ。

塩には体を温める作用がある。東北の人が塩をたくさん摂っていたのは、寒いところに住む人が、今のような暖房設備が十分でない厳寒の冬を乗り越えるための生活の知恵だったのだ。

塩を多く摂る人ほど健康で長生き

塩分の極端な制限、交通機関の発達や電化製品の普及による運動不足、血栓を防ぐためにと無理やり飲んでいる大量の水分などが原因で、日本人は総じて体温が低くなって免疫力が低下してしまい、がん、アレルギー、自己免疫性疾患、感染症などの病気にかかりやすくなり、体内では糖や脂肪の燃焼不足からくる高血糖、脂質異常症、肥満などメタボリック・シンドロームの要因をつくってしまったといっても過言ではない。

アメリカで23年ほど前に20万7729人を対象に大規模な生活調査が行われた。その結果によると、塩をあまり摂らない人（1日平均2g）から、かなり摂る人（1日平均11g）までを4段階に分けて調べたところ、塩を多く摂る人ほど健康で長生きしていることがわかった。

生命が海から生まれたという歴史、血液や体液の塩分バランスと海水のそれが酷似していることなどを考えると、塩が健康に悪いどころか必要不可欠なものであることは当然だといえよう。

図6　食塩摂取量と死亡率

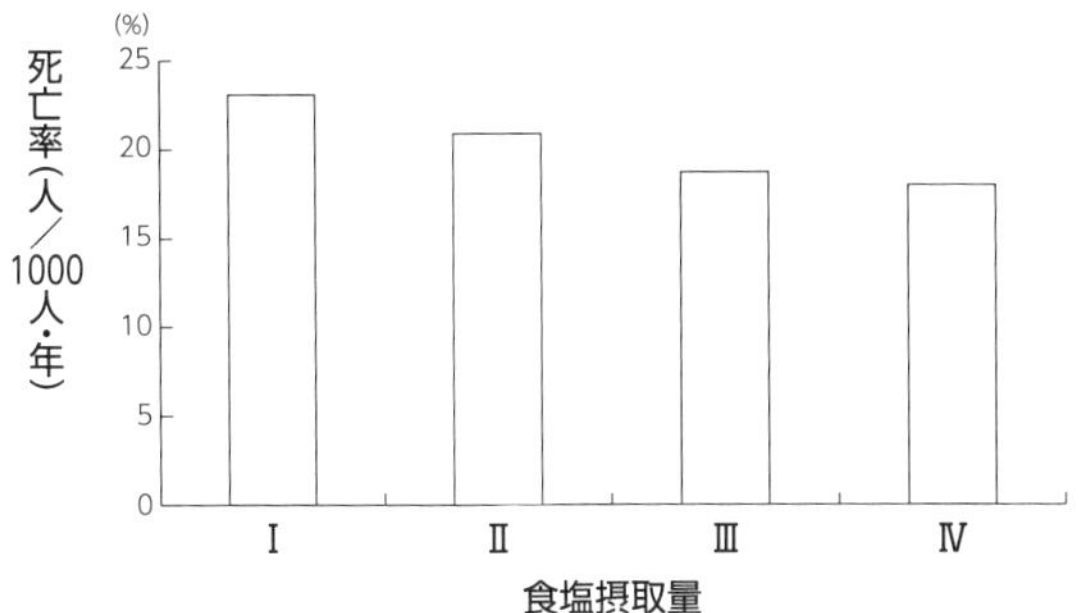

図7　食塩摂取量の区分

区分	1日平均摂取量(g)	
	男	女
I	2.64	1.70
II	4.65	3.13
III	6.72	4.55
IV	11.52	7.89

(出典)Alderman, et al.: Lancet, 351.781.1998

かつて、炭鉱夫が蒸し暑い坑内で、大量の汗をかいて仕事をしていたため、塩分が不足してけいれんを起こして死亡する人が続出した。その後、塩をなめつつ仕事をしたところ、そうした事故が激減したのは有名な話である。

入浴、サウナ、運動などでよく汗をかいたり、ショウガ紅茶やニンジン・リンゴジュースで排尿を促して塩分を捨てる（水と塩分はいっしょに移動する）という前提なら、塩分を摂りたいときにしっかり摂ってよいだろう。

ロシアやフランスには海水につかったり、海水風呂に入ったり、海水を飲ませたりする「海水療法（タラソテラピー）」が存在する。

古代ギリシャ、ローマでは「おいしい食物こそ健康によい」と考えられていた（私は今でもそう思っているが）。「Sal（ラテン語で塩）」こそ一番おいしかったので、「Salus（ラテン語、フランス語、スペイン語、イタリア語で「健康」の意）」ができた。「塩」＝「健康」なのである。

体内の水分が多すぎると体は冷える

水は空気の次に大切なものではあるが、「過ぎたるは及ばざるがごとし」という諺（ことわざ）が

図8　石原式「冷」「水」「痛」の三角関係図

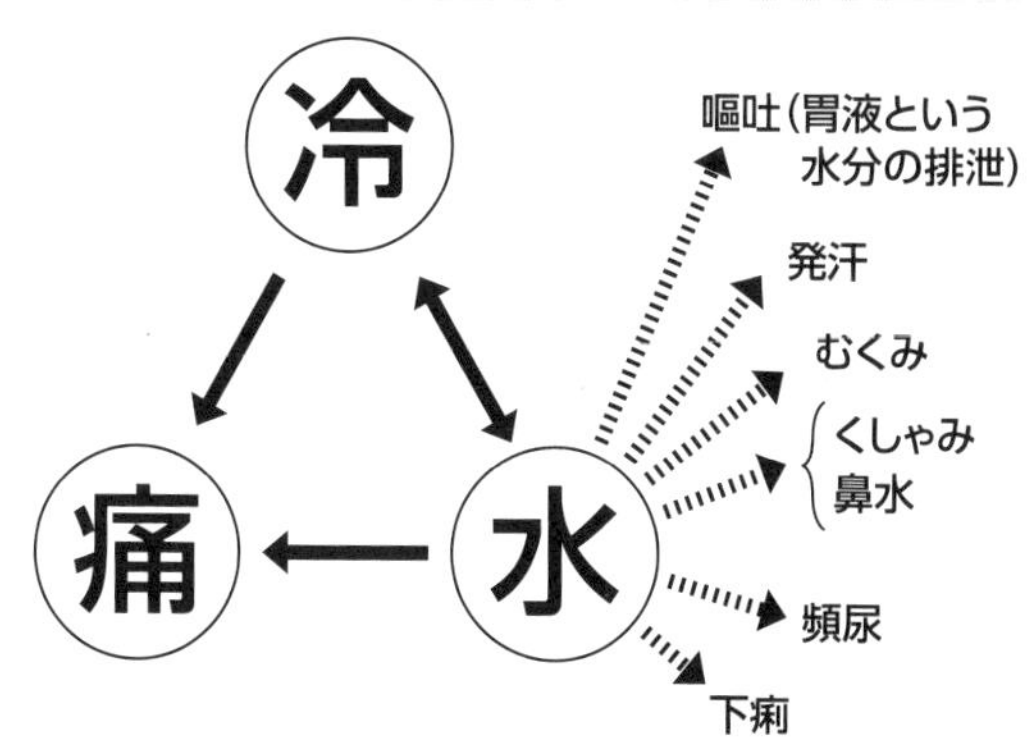

あるように、多すぎると害になることすらある。

雨も降りすぎると「水害」が発生する。同じように、体内の水分が多すぎるとさまざまな害を起こすと漢方では考えられている。これを「水毒」と呼ぶ。

上の図8をご覧いただきたい。

雨に濡れると体が冷える（水→冷）、雨が降ると神経痛がひどくなる人がいる（水→痛）、冷房の中では頭痛が起こる人がいる（冷→痛）ことからわかるように、「水」「冷」「痛」は互いに関係しあっている。

屈強な若者も、雪山で遭難すれば、けがをしていなくても凍え死ぬことがある。また、1日のうちでもっとも気温や体温が低くなる午前3時から5時にかけては死亡率がもっとも高くなったり、ぜんそくや異型狭心症の発作が起こりやすい時間帯であったりするように、人間は冷えると病気をしたり、死亡したりする。なんといっても、すべての生命現象は体温によって営まれているのだから。

雨に濡れると体が冷えるように、体内の水分が多すぎると体は冷えてしまう。体が冷えると病気になったり、死亡したりするのだから、人間の体は冷えた場合には水分を捨てて体を温めようとする。具体的には、次のような症状が現れる。

寝冷え──→下痢
かぜをひく──→くしゃみ、鼻水
老人が夜間に冷える──→頻尿

偏頭痛の人が嘔吐(おうと)するのは、余分な胃液(水分)を捨てて体を温めて、痛みをなくそうとする反応なのだ。また、病気をすると寝汗をかくのは、水分を捨てて体を温め、免疫力を上げて病気と闘おうとする反応だろう。

こう考えると、むやみに「1日2ℓ水を飲め」などという健康法には「?」がつく。水分をそれだけ飲んでも調子がよい人はそれでよいだろうが……。

水分の摂取は、体内の余分な水分を出してから

宇宙の原則は「出す」ほうが先だ。「出入り口」「出納帳」の言葉もあるし、「呼吸」は「吐いて、吸う」の意味である。

よって、水分の摂取も、入浴、サウナ、運動などで発汗し体内の余分な水分を出してから飲むのであればいっこうにかまわない。

しかし、ほとんど運動せず、汗をあまりかかない人には、利尿作用のあるショウガ紅茶、ハーブティー、コブ茶などで適量の水分を摂ることをおすすめする。

ちなみに、水毒の症状には次のようなものがある。

〈水毒の症状〉

アレルギー疾患……鼻水（くしゃみ、鼻水）、ぜんそく（水様たん）、アトピー性皮膚炎（湿疹）、涙のう炎（涙）など、すべて体内の余分な水分を排出して

いる現象

ヘルペス……水疱

メニエール症候群（めまい、耳鳴り）……内耳のリンパ液が過剰な状態

リウマチ、神経痛などすべての痛み……「水」「冷え」によって起こる

頻脈・不整脈……体温を上げ、水分を排出したり、消費するために脈拍を上げている

（脈拍が10増加すると体温が約1℃上昇する）

梅雨の時期や雨の日など、空気中の湿度が上昇すると不快指数が上がり、体調が悪くなるものだ。ましてや、体内に水分が多すぎるときに、体調がよいわけはない。

また、心不全のときには尿が出なくなって、全身が水でいっぱいになり、下肢の浮腫、肺水腫、うっ血肝、胃腸のむくみなどが生じるため、治療薬には利尿剤を用いる。

こうした事実を考えると、水をやみくもに飲めという教えが適切かどうかは自明の理であろう。

２章　体が喜ぶ食べ物を食べる

ショウガ紅茶とニンジン・リンゴジュースのすすめ

「ショウガ」は医者いらずの万能薬

日本人に昔からなじみの深いショウガは、医療用漢方薬約２００種類のうち、約１５０種類に含まれている。医者いらずと呼ばれるほど薬効が高いのである。その薬効を挙げてみると、次のとおり、枚挙にいとまがない。

〈ショウガの効能〉

①　体温を上げて免疫力を高める
②　血管を拡張して血圧を下げる
③　血栓を溶かす

④ 脳の血流をよくする
⑤ うつに効く
⑥ 内耳の血流をよくして、耳鳴り、めまいに効く
⑦ 胃液、腸液の分泌を促して消化を助ける
⑧ 食中毒をもたらす有害菌を殺す
⑨ 発汗、解熱作用がある
⑩ 去痰（たんを取り除く）、鎮咳（せきを鎮める）作用がある
⑪ アポトージス（がん細胞の自殺）を促進する

【ショウガ紅茶】

〈材　料〉紅茶、おろしショウガ、黒砂糖またはハチミツ（お好みで）

〈作り方〉

① 湯を沸かし、熱い紅茶をいれる。
② ①にすりおろしたショウガを好みで加える。
③ 黒砂糖やハチミツを加えて飲む。

＊ショウガと黒砂糖やハチミツは自分が「一番うまい！」と思う量を入れる。
＊紅茶はティーバッグでもよい。
＊ショウガはすりおろして冷蔵庫に保存すると便利（3日ほどもつ）。

「ニンジン・リンゴジュース」は生活習慣病予防の強い味方

1982年、アメリカの科学アカデミーが「がんを予防するには、日ごろからビタミンA、ビタミンC、ビタミンEをしっかり摂ること。それにはニンジンを摂るのが一番よい」と発表した。

実は、ヨーロッパの自然療法の病院では、昔からニンジンジュースをメインの治療食としているところが多かった。

これに消炎作用や整腸作用が強力で、ビタミン、ミネラルも存分に含み、「1日1個食べると医者を遠ざける」（イギリスの諺）といわれるリンゴを加えた「ニンジン・リンゴジュース」は、健康維持はもちろん、病気予防、改善効果を高めるうえに、ニンジンだけのジュースよりも上品でまろやかな味になる。

ただし、冬にこのジュースを飲むと、一時的に体が冷えるという人がいる。そのため、ニンジン・リンゴジュースにショウガ紅茶を組み合わせるとさらによい。

【ニンジン・リンゴジュース】

〈材料〉ニンジン2本（約400g）、リンゴ1個（約300g）

〈作り方〉

① ニンジン2本とリンゴ1個をよく洗う。

② ①を皮付きのまま適当な大きさに切り、ジューサーにかける。

③ 自分がおいしいと感じる程度に自然塩を加え、噛むようにゆっくり飲む。

＊作り置きをせず、できたてを飲む。

＊ミキサーではなく、ジューサーを使うこと。

ミキサーによるものは食物繊維を多く含むので、ジュースを摂る最大の目的であるビタミンやミネラルの吸収を妨げる。

体を温める食べ物を食べよう

50歳を過ぎると体温が下がってくる

人間、年をとってくると、徐々に体温が下がってくる。

人は、赤血球が多く体温が高い「赤ちゃん」で生まれ、加齢とともに徐々に体温が下がってくると、白髪、白内障、皮膚の白斑などが出現してきて、つまり「白ちゃん」になる。白は雪の色が白いように「冷える」色だ。

宇宙の物体は冷やすと総じて硬くなる。「水を冷やすと氷になる」「食物を冷凍庫に入れると硬くなる」ように。

人間は加齢とともに筋肉の量が少なくなり、代謝が落ちてくる。すると体温が低下し、皮膚は硬くガサガサになり、筋肉や骨も硬くなって、立ち居振る舞いも硬くなる。

外側が硬いのに内側だけがやわらかい、などということはあるはずがなく、体内でも動脈硬化、心筋梗塞、脳梗塞といった（「梗」は50年前の医学書には「硬」と記載されている）「硬」が病名につく病気を患い、がん（癌＝疒の中は岩の意味）という硬い病気が起こりやすくなる。

よって、50歳を過ぎ、体温が低下してくると、体を温める食べ物を積極的に摂る必要がある。

体を温める食べ物・冷やす食べ物

西洋の医学や栄養学はカロリー至上主義であるので、食べると体を温める食べ物や冷やす食べ物が存在するなどという考え方はない。

しかし、漢方では2000年も前から、体を温める（陽性）食品と、体を冷やす（陰性）食品を厳然と区別し、病気の治療に活用してきた。

夏にビールやスイカ、キュウリ、冷や麦、冷やしそうめんがおいしいと感じるのは、体を冷やす作用があるからだ。

逆に、冬に醬油、ネギ、卵、肉などですき焼きを作るとおいしく感じるのは、こうした食品に体を温める作用があるからだ。

陽性食品、陰性食品を簡単に見分けるには、その外観の色で判断するとよい。たとえ栄養学的に同じカロリーであっても、青、白、緑の食品は体を冷やし、赤、黒、橙（だいだい）色の食

図9　体を冷やす食物と温める食物

体を冷やす食物 (青・白・緑)=陰性食品	体を温める食物 (赤・黒・橙)=陽性食品
牛乳、バター	チーズ
うどん	そば
白米	玄米
白パン	黒パン
白ワイン、ビール	赤ワイン、黒ビール、紹興酒、ブランデー、酒の熱燗、梅酒
緑茶(※コーヒー)	紅茶、ココア、ウーロン茶、ハーブティー、コブ茶
白砂糖	黒砂糖、ハチミツ
洋菓子	和菓子、チョコレート
葉菜(サラダ)	根菜、海藻
南方産の果物 (バナナ・パイナップル ミカン・メロン・レモン (※トマト))	北方産の果物 (リンゴ・サクランボ ブドウ・プルーン)
大豆、豆乳	納豆、小豆、黒豆
白ゴマ	黒ゴマ
酢、マヨネーズ、油	塩、味噌、醤油
白身=脂身の魚・肉	赤身の魚・肉
	魚介(エビ・カニ・イカ・タコ・貝)
	佃煮、漬物

※コーヒー、トマトは色が濃いが、エチオピア、南米という南方産の原産だから、体を冷やす(色より産地が優先する)

品は体を温める。

ただし、トマト、カレー、コーヒーは色が濃くても体を冷やす食品だ。これらはそれぞれ、南米、インド、エチオピアなど南方の地域が原産地だからだ。色よりも原産地が優先されるのである。

なお、陰性食品でも熱や塩、圧力を加えたり、発酵させると陽性食品に変化する。

陰性食品	→	陽性食品
牛乳（白）	熱・発酵 →	チーズ（黄）
緑茶（緑）	熱・発酵 →	紅茶（赤）
大根（白）	塩・圧力 →	タクアン（黄）
大根（白）	太陽の光 →	切り干し大根（黄）

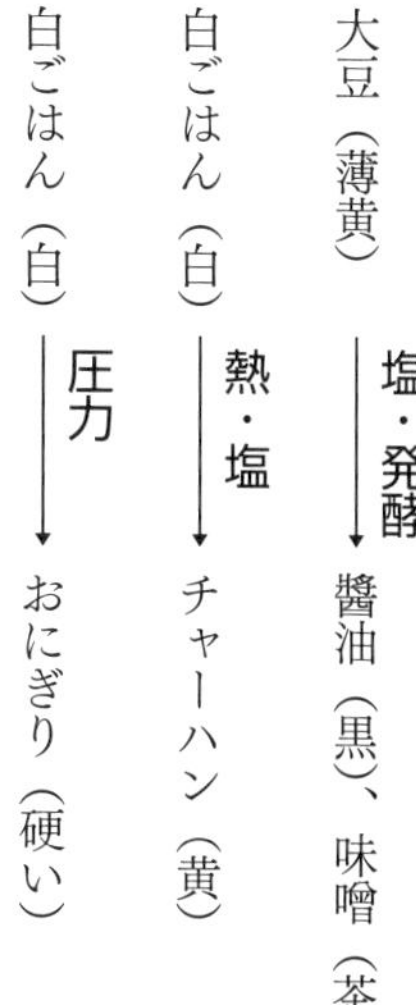
大豆（薄黄）
塩・発酵
醤油（黒）、味噌（茶）
白ごはん（白）
熱・塩
チャーハン（黄）
白ごはん（白）
圧力
おにぎり（硬い）

「根菜類」で老化と病気を防ごう

50歳からは「根菜類」を積極的に摂る

「ゴボウ5時間、ニンジン2時間、山芋たちまち」という俗言がある。これはそれくらい精力がつく食べ物という意味だ。

つまり、「腎虚（じんきょ）」（後述、84ページ）の症状のひとつである「精力低下」は、根菜類で回復するという意味である。

人間を植物にたとえると、へそより下の下半身は植物の根にあたる。つまり、下半身の強化には植物の根を食べればよいと考える。これを漢方では「相似（そうじ）の理論」という。

「相似の理論」とは、「宇宙に存在するものは、形が似ていると働きも似ている」という考え方だ。飛行機は鳥に似せて作られているし、船は魚に似せて作られている。これも「相似の理論」の応用である。

足腰の冷え、むくみ、痛み、しびれ、頻尿、インポテンツ（精力低下）、疲れ目、白内障、難聴、皮膚の乾燥、糖尿病など腎虚（老化）の症状の妙薬に八味地黄丸（はちみじおうがん）という漢方薬がある。

これは8つの生薬(しょうやく)より作られている。そのうち5つは、「植物の根」の生薬からできている。

山薬(さんやく)……山芋の根茎
沢瀉(たくしゃ)……サジオモダカの根茎
附子(ぶし)……トリカブトの塊根を加圧下で熱処理し、アルカロイド、アコニチンの毒性を低下させたもの
牡丹皮(ぼたんぴ)……ボタンの根皮
地黄(じおう)……アカヤジオウの根

つまり、「相似の理論」を応用した薬といえよう。

よって「50歳からの病気にならない、老化を防ぐ」食べ物として、山芋をはじめ、ニンジン、ゴボウ、レンコン、ネギ、タマネギ、ニラ、ニンニク、ラッキョウ、ショウガ等々、「根菜類」を積極的に食べることをおすすめする。

＊ニンジン……がん、潰瘍（かいよう）、肝臓病など万病に効き、滋養強壮（じようきょうそう）によい

原産は地中海沿岸から中央アジアにかけて。日本には江戸時代前期（１６００年代）に伝わる。学名の「Daucus carota L.」の「daucus」はギリシャ語の「daukos／温める」に由来している。

ニンジンに多く含まれることでよく知られる「carotene／カロテン」の語源は「carrot」（ニンジン）である。ニンジンにカロテンが豊富に含まれているのは当たり前だろう。

カロテンは抗酸化作用が強く、視力の回復、そのほかの眼の病気、皮膚病、肌あれなどにも奏功（そうこう）する。

なかでも「βカロテン」は万病のもとといわれる「活性酸素」を取り除き、免疫力を高め、さまざまな感染症やがんを予防する作用があることがわかっている。

ニンジンにはイオウ、リン、カルシウムなどの多くのミネラルが含まれ、胃腸、肝臓を浄化し、骨や歯の強化にも役立つ。ほかにも、ニンジンに含まれるコハク酸カリウム塩には、血圧を下げる作用、体内の有害な物質（水銀など）を排泄する作用があることもわかっている。

日ごろからニンジンを常食している人は、あまり食べていない人よりも肺がんの発症率が2分の1になるという研究報告もあるほどだ。

米国科学アカデミーは、1982年にがんを予防する代表的な食べ物のひとつとしてニンジンを紹介した。米国の自然療法学者のN・W・ウォーカー博士が、以前から「ニンジンジュースは潰瘍とがんを治す世紀の奇跡である」と断言していたことが、科学的に証明されたわけだ。

ヨーロッパには「ニンジンは人を愛嬌（あいきょう）よくさせる」という俗言があるが、「愛嬌」は健康が作るということだろう。

欧米の自然療法病院では、ニンジン2本、リンゴ1個で作る生ジュースが、必ずといってよいほどメイン・セラピーとなっているほどだ。

健康の維持・増進、万病の予防や治療にはニンジン2本、リンゴ1個で作る生ジュース（50ページ）を毎日飲むとよい。

病後に衰弱、体力が低下しているときには、ニンジン1本に適量のネギ、ジャガイモ、タマネギを加えて、とろ火でじっくり煮込んだスープを塩や醤油で味付けして飲むとよい。

肝炎のときには乾燥したニンジン約120gを刻み、コップ3杯の水に入れて半量になるまで煎じて飲むとよい。

＊ゴボウ……大腸がん・脂質異常症・糖尿病の予防、滋養強壮によい

ゴボウはヨーロッパからアジアの熱帯地域が原産。中国では当初薬草として用いられ、日本には千数百年前に伝わった。平安時代から食用となった。

その成分は主に炭水化物だが、その中にはセルロース、リグニンなどの食物繊維が多く含まれている。

食物繊維は腸の蠕動運動を刺激し、腸内環境を整えて善玉菌の発育を助けるので便通がよくなる。すると、余分なコレステロールや中性脂肪、糖質のほか、発がん性物質などの余剰物や有害物が便とともに体外に排泄されるのが促される。

その結果、脂質異常症（脳卒中、心筋梗塞）、糖尿病、大腸がんなど、栄養過剰で起こる生活習慣病の予防、改善に役立ってくれる。

なかでも、食物繊維のひとつであるリグニンには、強い大腸がん予防効果があることがわかっている。

『本朝食鑑』（1697年）には「ゴボウは男性の強壮剤である……」と述べられている。これはゴボウに含まれるアルギニンによる滋養強壮作用であろう。

「相似の理論」からすると、人間の下半身は植物の根に似ているので、ゴボウが下肢、腰をはじめ泌尿生殖器を強化するのは当然のことだ。腎臓の働きを高め、利尿作用があることもこの理屈からよくわかる。

科学的にいうと、ゴボウに含まれるイヌリンに利尿作用がある。

フランスの植物療法家、M・メッセゲ氏はゴボウを薬草として用い、「頭部の皮膚病の薬」と呼んでいる。

ゴボウに含まれるタンニンには消炎作用や収斂作用があるので、皮膚病のほかにも潰瘍、やけどに奏功する。

また、発汗作用、解毒作用があり、にきび、発疹など体内に老廃物がたまった結果起こる症状にも効果がある。

切り傷、湿疹、虫さされには、ゴボウ10gをコップ1杯の水で煎じて半量にしたものを冷ましてガーゼにひたして当て、「湿布薬」として使うとよい。

口内炎、歯茎の腫れにはうがい薬として用いるとよい。

あせもやじんましんには刻んで布袋に入れてから、湯船に入れて入浴するとよい。

＊山芋……消化促進、滋養強壮、老化防止に効果がある

山野に自生するものは「自然薯（じねんじょ）」と呼ばれる。日本では古くから食用とされてきた。

山芋にはジアスターゼ、アミラーゼ、カタラーゼ、グルコシダーゼなど消化を促すさまざまな酵素が含まれている。そのため、トロロそばやトロロ飯を、多少食べすぎても胃がすっきりするのである。

昔から、オクラ、山芋、里芋、ウナギ、ドジョウ、ナマコなどヌルヌルしたものは精力剤になるといわれている。ヌルヌルの成分はムチンで、たんぱく質の消化・吸収をよくし、滋養強壮効果がある。

江戸時代の『和歌食物本草』には「とろろ汁折々少し食すれば脾臓（ひぞう）（＝胃）のくすり気虚を補う」とあり、『神農本草経（しんのうほんぞうきょう）』には山芋について「虚弱（きょじゃく）体質を補って早死にを防ぐ。胃腸の調子をよくし、暑さ寒さにも耐え、耳や目もよくなり、長寿を得られる」とある。

漢方でも胃腸、肺、腎臓の働きを強化し「消化促進、寝汗、下痢、頻尿、帯下（たいげ）（おりもの）、腰痛、咳、糖尿病に効く」とされている。

先にも述べた漢方薬、「八味地黄丸」(56ページ)の主成分の山薬には足腰の冷え、むくみ、痛み、頻尿、老眼、白内障、インポテンツ、皮膚のかゆみしょう症など老化による症状や病気に対する妙薬だ。また、血液中のコレステロールを低下させる作用があることも報告されている。

自然薯を手に入れることは難しいが、長芋で代用しても効能はほとんど同じだ。

糖尿病や慢性の下痢には山芋60gを煮たものを1日3回に分けて食べるとよい。

おできは患部にトロロを塗ると効果抜群(刺激が強いので肌が弱い人は注意する)。

滋養強壮、下肢の冷え、むくみ、痛み、頻尿、老眼には乾燥した山芋約200gを細かく刻み、氷砂糖約150gといっしょにホワイトリカー約1・8ℓに漬け込み3か月放置したものを1日1回、就寝前に飲むとよい。

＊大根……気管支炎の改善、がんの予防、胃痛・胃もたれ・二日酔いに効く

コーカサスからパレスチナ原産。学名「Raphanus sativus L.」の「raphanus」はギリシャ語の「raphanos(容易に生える)」からきている。日本には1200年以上も前に伝わった。『古事記』や『日本書紀』にも記載がある。

「春の七草」のひとつ「スズシロ」とは大根のことである。スズシロは「清白（すずしいという意味）」と書き、女性の肌の白さを指している。

『本朝食鑑』には「大根はよく穀を消し（消化し）、痰を除き、吐血、鼻血を止め、麺類の毒を制し、魚肉の毒、酒毒、豆腐の毒を解する（分解する）」とある。

大根にはでんぷんを分解する酵素であるジアスターゼのほか、たんぱく質を分解するステアーゼ、オキシダーゼ、カタラーゼなどさまざまな酵素、ビタミンCが多く含まれている。

そのため、胃を強くする作用があり、食中毒や二日酔いの予防や改善に大変効果的だ。特に、オキシダーゼには焦げた魚にできる発がん性物質（ベンツピレン）を分解する作用があり、胃がんの予防に役立つ。

大根の辛味は「イソ硫化シアンアリル」という成分によるもので、胃液の分泌を高め、消化を促進し、便通をよくする作用がある。

ほかに、鉄、マグネシウムの含有量が多く、粘膜の病気を癒（いや）す作用がある。かぜ[illegible]支炎のせき止めや去痰（たんを取り除く）などに奏功する。食物繊維の[illegible]細胞が作られるのを抑制することがわかっている。

生の大根は根も葉も体を冷やす陰性食品だが、天日で乾燥させた切り干し大根、干した大根を三杯酢に漬けたはりはり漬けには強い保温効果がある。

鼻血のときには大根汁を脱脂綿にひたして鼻の中に塗るとよい。

せき、たん、声がれなどには、大根のおろし汁約50ccにハチミツや黒砂糖を加えて飲むとよい。

扁桃腺炎、虫歯、打ち身、かゆみには、大根のおろし汁を患部に塗ると痛みやかゆみが軽減する。(肌に直接塗る場合、肌荒れに気をつけてください)

冷え症、婦人病、貧血、神経痛などには、乾燥させた大根の葉を湯船に入れて入浴するとよい。

＊レンコン……胃潰瘍や十二指腸潰瘍の改善、鼻血の止血によい

レンコンの花は蓮(はす)と呼ばれる。蓮の根がレンコンだ。東アジアの温帯、熱帯が原産。7月から8月にかけて大きなうす紅色の蓮の花が朝日とともに開花し、午後3時ごろには閉じる。これを繰り返し、4日目に散ってしまう。

蓮の種子は、2000年もの間、発芽力を保持している。これは、1951年3月に千

葉市の検見川で見つかった２０００年前の地層から発掘した蓮の種を大賀一郎博士が発芽させたことで実証された。

日本には中国から伝わり、万葉時代には蓮の果実が入っている「花托」の形が蜂の巣に似ていることから、「蜂巣」と呼ばれ、その後「チ」が発音されなくなって「ハス」になったとされる。

レンコンの主成分は炭水化物で、でんぷん、食物繊維が存分に含まれている。ビタミン、ミネラルも思ったよりも多く、ビタミンＣはレモンの含有量と同じくらいだ。貧血の改善に必要な鉄も多く含まれている。

レンコンの皮をむいたときに黒ずむのは、タンニンという成分による。タンニンには収斂、止血、止瀉、消炎などの作用があり、胃潰瘍、十二指腸潰瘍の出血や鼻血に奏功する。

加熱したレンコンを切ったときに生じる、糸を引くような独特の粘り気はムチンで、胃もたれ、胸やけ、消化不良に効果がある。

江戸時代の『日養食鑑』には、レンコンについて「胃を開き、食を消し、酒毒を解し、産後の血分の病、また吐血、下血、喀血を治す」とある。これは科学的に見ても正しいといえる。

鼻血のときには大根と同様、脱脂綿におろし汁をひたして鼻の中に塗るとよい。

喀血、下血、吐血には、レンコン50ｇと水６００㏄を半量になるまで煎じて、１日３回に分けて飲むとよい。

下痢にはレンコン10ｇをコップ１杯の水で半量になるまで煎じて、１日３回温めたものを飲むとよい。

全身の倦怠感や精力減退には、蓮の種子20粒をフライパンで炒め、１日３回に分けて食べるとよい。

＊ニラ……滋養強壮、胃腸病・生理不順・生理痛に効く

東南アジア、中国、日本原産。「陽起草」と呼ばれるほど成長力、生命力の強い野菜。一度植えるとほとんど手をかけなくても育つので、「懶人草（なまけ草）」とも呼ばれる。ニラ、ニンニク、ネギ、ヒル、ラッキョウは五葷と言われる。「葷酒山門に入るを許さず」という俗言があるが、「葷」とはにおいの強い野菜のことだ。

『本草綱目』には「根、葉を煮て食えば、中（胃腸）を温め、気を下し、虚を補い、腸を

益し、臓腑を調和して食をよくし、腹中の冷痛するのを止める」とあるし、宮崎安貞（1623〜1697年）の『農業全書』には、「陽起草として人を補い、温まる性のよきものなり」とある。

このことからも、ニラには体を温め、胃腸の働きをよくし、滋養強壮作用があることがわかる。

後述するニンニクと同様、消化促進、殺菌、消炎作用があるが、これは「硫化アリル」という成分による。また、ニラ特有の働きとして「活血化瘀＝駆瘀血」作用がある。これは汚れてドロドロになった血液（瘀血）を浄化して、血液の循環をよくする働きだ。

つまり、ニラを食べると瘀血から生じる肩こり、めまい、耳鳴り、動悸、生理不順、生理痛、吐血、喀血、下血、鼻血などを改善する作用がある。瘀血がある人はジューサーで作った搾り汁を1日におちょこ1〜2杯飲むとよい。

なお、ニラの卵とじ、ニラレバ炒めは、陽性食品のニラ、卵、レバーが組み合わさっているので、疲労回復、虚弱体質の改善、貧血や低血圧の改善に格好の食べ物だ。

下痢のときにはニラを味噌汁に入れて食べるとよい。

かぜのときには、茶碗に刻んだニラと醤油を適量入れ、熱湯を注いで熱いうちに飲み、すぐ寝るとよい。

狭心症、腹痛には、生の葉数枚をすり鉢ですりおろしてから酢で練り、ガーゼにのせて患部に当てると痛みが軽くなる。

切り傷、あかぎれ、虫さされには、葉の汁をつけると殺菌、止血作用がある。

＊ニンニク……滋養強壮、殺菌作用、糖尿病や心臓病の予防と改善に

中央アジア原産。『旧約聖書』に記載されているほど歴史は古い。エジプト時代、ギリシャ時代から栽培されていた。

日本には10世紀ごろに中国から伝わった。『古事記』や『日本書紀』では「悪霊退散に用いられた」と記されている。

和名である「忍辱（にんにく）」は「侮辱（ぶじょく）を堪え忍ぶ」という意味があり、「僧侶が激臭に堪え忍んで食べるほど薬効がある」ことからきている。

古代ギリシャやローマ時代には「農民のための万能薬」と呼ばれ、ローマ兵士は出陣前にニンニクを食べて滋養をつけたといわれている。古代エジプトのピラミッド、中国の万里の長城などをつくるときの奴隷の活力源もニンニクだった。

19世紀のはじめにロンドンで伝染病が蔓延(まんえん)したときに、ニンニクを欠かさず食べていた牧師が病気にかからなかったというエピソードもあるほどだ。

ニンニクのこうした作用は、強烈な臭気のもととなっているアリシン（硫化アリル）によるものだ。アリシンはニンニクに含まれるビタミンB_1と結合してアリチアミンに変わり、疲労回復や滋養強壮効果を発揮する。

ほかに、アリシンには食中毒や感染症を予防する強い殺菌作用がある。無臭成分であるスコルジニンは新陳代謝を促進したり、滋養強壮作用がある。

ニンニクの効果には、次のようなものがある。

〈ニンニクの効果〉

① 殺菌作用
② 駆虫(くちゅう)作用（特に回虫に対して効果的）
③ 整腸作用（少量でも蠕動(ぜんどう)運動を促進。多量では下痢止めになる）
④ 抗糖尿病（グルコキニンの作用による）
⑤ 発汗・利尿作用

⑥　血液循環の促進作用
⑦　ニコチン、重金属、公害汚染物質などの解毒
⑧　降圧作用、血中コレステロール低下作用（ブルガリアのソフィア大が報告）
⑨　肝臓を強くする
⑩　老眼の予防

ただし、たくさん摂ると胃腸の粘膜を荒らしたり、眼を痛めるという報告があるので、眼病、潰瘍を患っている人、胃腸虚弱の人は控えめに摂るべきだ。

かぜのときは、ニンニク、ショウガそれぞれ15ｇを薄切りにし、どんぶり１杯の水で半量になるまで煎じたものにハチミツを加え、寝る前に温かいものを飲むとよい。

下痢のときにはニンニクを刻み、おかゆに炊き込んで食べるとよい。

水虫にはすりおろした汁を患部につけるとよい。刺激が強いので肌が弱い人は要注意である。

＊ネギ……滋養強壮、利尿作用、去痰・発汗作用がある

日本には古くから伝わっていて、『日本書紀』や『万葉集』にも記載されている。古書に「葱(ねぎ)は気の義なり。根を賞するにより根葱(ねぎ)という」とあるように、昔から気を高める作用があることが知られていた。

江戸時代には、大阪人は「江戸っ子は田舎者だから、ネギの白い部分まで食べる」と馬鹿にし、江戸っ子は「大阪人はケチだから、ネギの青いところまで食べる」とあざ笑ったという話がある。

これは、関東と関西でネギの品種や栽培法が違うためである。関東では土をかぶせて栽培するので白い部分が多くなる。食べるのも主に白い部分だ。これに対し、関西では土をかぶせず、青い葉の部分が長くなる。根の部分とともに長くてやわらかい葉を食べる。

ネギを含め、タマネギ、ニラ、ニンニクなどアリウム属の野菜には、アリル硫化物が含まれ、滋養強壮、去痰、発汗、利尿、駆虫などの作用がある。熱が出る炎症系の病気に用いると、体内の老廃物の排泄を促し、解毒、消炎作用を発揮する。

ニンニクに含まれるアリインは、包丁などで切って空気に触れるとアリシンに変化して強い刺激臭を放つ。ビタミンB_1は、ニンニクなどにも含まれているが、アノイリナーゼという体内の酵素により破壊されるため体内で失われやすい。ところが、ビタミンB_1がアリシンと結合するとアリチアミンとなり、破壊されにくくなって体内にとどまりやすくなる。よって、アリウム属の野菜には総じて、疲労回復に作用するビタミンB_1の働きを高めるため、滋養強壮によいのである。

ネギの青い部分にはβカロテン、ビタミンB_2、ビタミンCなどのビタミンや、カルシウム、リン、マンガンなどミネラルが含まれている。冬場の葉野菜が少ない時期には、ビタミンの補給になくてはならない野菜だ。

かぜのときは、ネギを細かく刻み、同量の味噌を混ぜて、熱湯を注ぎ、熱いうちに飲んですぐに寝るとよい。

不眠症にはシソの葉とネギ入りのスープを寝る前に飲むとよい。手足が温まり、気持ちが落ち着いてよく眠れる。

食欲不振のときは、細かく刻んだネギに、味噌、すりおろしたショウガを適量加え、熱湯を注いで飲むとよい。

＊タマネギ……滋養強壮、糖尿病・高血圧・動脈硬化の予防と改善に

アフガニスタンからペルシャにかけてが原産。ヨーロッパでは４０００年以上前から栽

培されていた。古代エジプトのヘロドトスは「ピラミッド建設に従事した奴隷に、タマネギ、ニンニクを食べさせて仕事の効率を上げた」と書いている。

ニラ、ニンニク、ネギと同様、アリウム属の野菜であるタマネギには、駆虫作用、殺菌・防腐作用、発汗作用、利尿作用、解毒作用があることがわかっている。これらはイオウ、リンなどの含有成分によるが、なかでもイオウを含む硫化アリルが中心的に働いている。

硫化アリルの中でも、タマネギに含まれるチオスルフィネートは血栓が作られるのを予防し、アレルギーを抑えることで知られている。

ほかにもビタミンB_1、ビタミンB_2、ビタミンCを多く含んでいる。ビタミンCは、茶色い薄皮に多く含まれるケルセチンという成分といっしょになって、血管を丈夫にして高血圧、脳血栓、心筋梗塞といった血管病の予防、改善に役立つ。

このようにさまざまな作用があるが、特筆すべきは血糖降下作用のあるグルコキニンだ。タマネギには鎮静作用もあり、生のタマネギを切って枕元に置くとよく眠れるということが知られている。

イギリスには「1日1個のタマネギは医者を遠ざける」という俗言があるように、台所や病室にはタマネギを「病気よけのお守り」のように置いてある。たしかに、タマネギのにおいには殺菌作用があることが、パスツールによって確かめられている。

欧米ではボクサー、競輪選手など体力の消耗が激しい人はタマネギを常食している。これは硫化アリルがビタミンB_1の吸収を促し、効率よく利用できるため、疲労回復によく、体力や気力を高めてくれるからだ。

タマネギ、ネギ、ニラ、ニンニクなどアリウム属の野菜を食べると口臭がするが、これを少なくするには梅干し、パセリ、リンゴなどを食べるとよい。

高血圧、動脈硬化、血栓症には、タマネギの薄皮10gをコップ1杯の水で半量になるまで煎じたものを毎日飲むとよい。

糖尿病や全身の倦怠感には、タマネギ、大根、ワカメをスライスしてサラダにして、醤油味のドレッシングで食べるとよい。

50歳からは魚介類を中心に

無病息災の人生を導いた「食養論」

秋田の佐竹藩の藩医の家柄で、東京大学医学部内科教授や都立駒込病院院長を歴任され、文化勲章も受勲された二木謙三博士の興味深い「食養論」を紹介しよう。

二木博士は幼少時、小学校に入学するのが3年も遅れたというほどの病弱であられたが、後に玄米食をはじめられてからどんどん元気になられ、昭和41年に94歳で亡くなられるまで無病息災の人生を送られた。

二木博士は、次のような独特の理論を持っておられた。

「赤ちゃんが赤い色を好むのは、ハイハイをして自分で手に取って食べられるのが、庭に落ちている完熟した柿、トマトなど赤い食べ物であるから。10歳から16～17歳になると、磯や川などでエビ、カニ、貝などの魚介類を自分でとれるようになる。そうした食べ物には骨の成長に必要なカルシウムがたくさん含まれている。成長期には格好の食べ物だ。20歳から40歳までの、人生でもっとも力が充実している時期は、狩猟時代であれば野獣を素手や簡単な道具で狩る体力があるので、獣肉をしっかり食べてもかまわない。しかし、50歳を過ぎると体力は10〜16、17歳の幼少年期と同じくらい落ちてきて、野獣を狩る体力はなくなる。なので、魚介類でたんぱく質やミネラルを補うのが望ましい。80歳も過ぎると歯は抜け、筋力は低下してくるので、赤ん坊と同じように熟した果物や豆腐、納豆、よく煮たいも類などを食べるのがよい」

私もそのとおりだと思う。

魚介類を食べていると病気になりにくい！

一時、エビ、イカ、タコ、貝、カニ、牡蠣(かき)などの魚介類には、コレステロールが多く含まれているのであまり食べてはいけない、などと指導されていた。

今でもそう思っている人がいるが、大阪大学医学部内科教授を経て学長となった山村雄一(やまむらゆういち)博士によって、1977年に魚介類が高コレステロール食品ではないことが証明されている。

山村教授が、従来の比色法からより鋭敏な酵素法で魚介類のコレステロールを測定したところ、79ページの図10のように、コレステロールの含有量が意外と少ないことがわかったのである。

そのうえ、魚介類にはタウリンというアミノ酸が豊富に含まれ、次のような効能を発揮することがわかっている。

〈タウリンの効能〉

①　血圧を下げる
②　血液中のコレステロール、中性脂肪を下げる
③　血栓（心筋梗塞、脳梗塞）を防ぐ
④　胆石を溶かす
⑤　肝臓を強くする
⑥　不整脈を改善する
⑦　心臓を強くする
⑧　糖尿病を予防、改善する
⑨　がんの転移を防ぐ
⑩　筋肉の疲労をとる

図10　山村教授が測定したコレステロール含有量

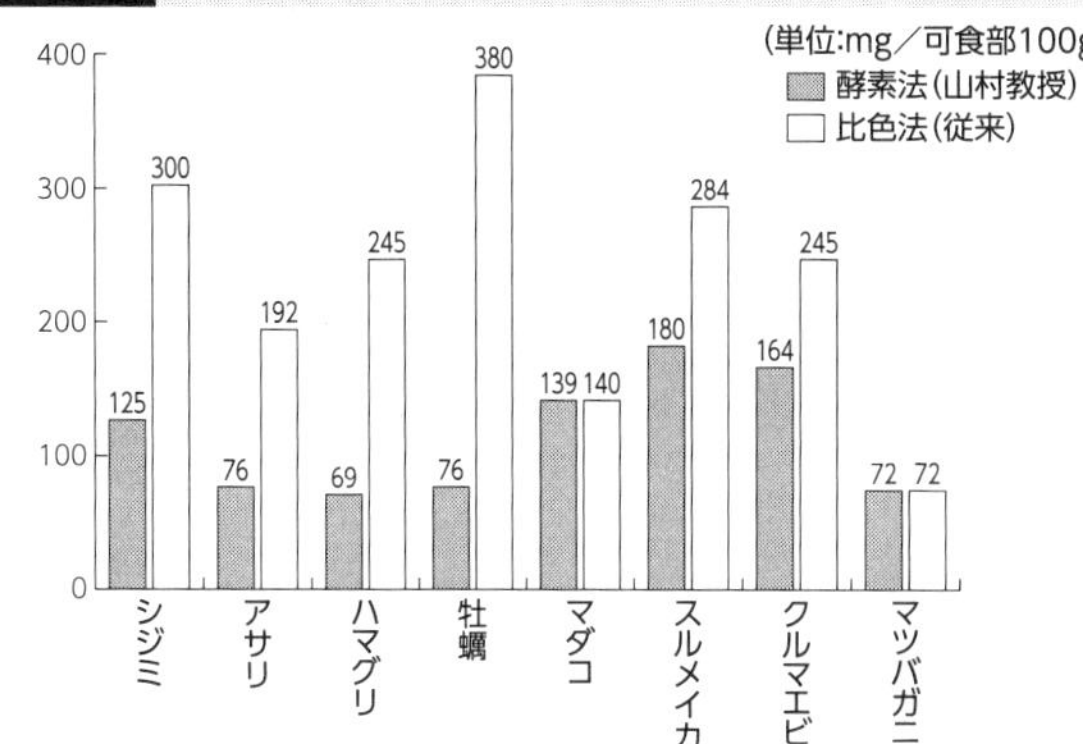

⑪　視力を高める

ギリシャのトリコポロウ博士は、２万２０４３人のギリシャ人を５年間かけて追跡調査した。すると、魚、エビ、タコ、貝などの魚介類に、たっぷりとオリーブオイルをかけたサラダ、果物を中心とした地中海食を常食している人は、そうでない人に比べて、全死亡率で25％、心筋梗塞では33％、がんは24％も少ないという結果が得られたという。

米国のハーバード大学でも、４万３６７１人の男性を12年間追跡調査した研究があるが、月に１〜３回とわずかでも魚を食べる人の、脳卒中の発生頻度が明らかに低いことがわかっている。

なお、魚に含まれる脂（ＥＰＡ・ＤＨＡなどの不飽和脂肪酸）は、獣肉の脂（飽和脂肪酸）が血栓を作りやすくするのと逆で、血栓を溶かしたり、血圧を下げたりする作用があることがわかっている。

アルコールは飲む量によっては薬になる

「酒は百薬の長」「Wine is old man's milk」という言葉がある一方、「一杯は人、酒を飲み、二杯は酒、酒を飲み、三杯は酒、人を飲み……」といわれるくらいなので、「酒」は飲む量によって薬にも毒にもなるということであろう。

アメリカの老人病学会が、１万２０００人の55歳以上の被験者を4年間追跡調査したところ、以下のような結果が得られたそうだ。

まったくアルコールを飲まない人の死亡率を１００％とすると、アルコールを飲む人の死亡率は、次のようになる。

毎日1杯程度のアルコールを飲む人　72％

毎日3杯以上のアルコールを飲む人　111%

日本の研究でも、「1日の飲酒量が日本酒なら2合、ウイスキーならダブルで3杯、ワインならグラスで2～3杯、焼酎ならお湯割り3～4杯程度」なら「動脈硬化を防ぐ、善玉のHDLコレステロールが増加する」、「血栓を防ぐウロキナーゼの血管内皮での産生が促される」ことがわかっている。

なお、血栓（心筋梗塞や脳梗塞）を溶かす作用は、ビール＜ウイスキー＜日本酒＜ワイン＜焼酎の順に強くなる。

また、ドイツ人とフランス人の動物性脂肪の摂取量はほぼ同じであるのに、心筋梗塞の発症率はフランス人はドイツ人の4分の1であるという。これは、フランス人が愛飲する赤ワイン中の「レスベラトロール」（赤い色素）の抗酸化作用によるとのこと。「レスベラトロール」は、長寿遺伝子を活性化する働きもある。

第2部

病気にならない運動・生き方

1章 筋肉こそ健康の源

「老化」は下半身の衰えからはじまる

「老化は足から」

「老化は足から」といわれるが、50歳を過ぎるころから「腰が痛い」「膝が痛い」「下肢が冷える、むくむ、つる」「尿に勢いがない、頻尿がある」「精力が低下する」……など、下半身の症状が出てくる。こうした症状を漢方では「腎虚(じんきょ)」という。

西洋医学で言う腎臓も含めて、アドレナリンやコルチゾールなどのストレスホルモンを分泌する副腎(ふくじん)、子宮・卵巣、睾丸(こうがん)・陰茎(いんけい)などの生殖器、膀胱(ぼうこう)や尿道などの泌尿器を含めた「生命力」そのものを漢方では「腎」という。

この腎の力が低下した状態が「腎虚」であるが、腎虚に陥ると、比例して低下してくるのが眼や耳の機能である。よって、疲れ目・かすみ目・老眼・白内障、難聴・耳鳴りとい

老化の症状

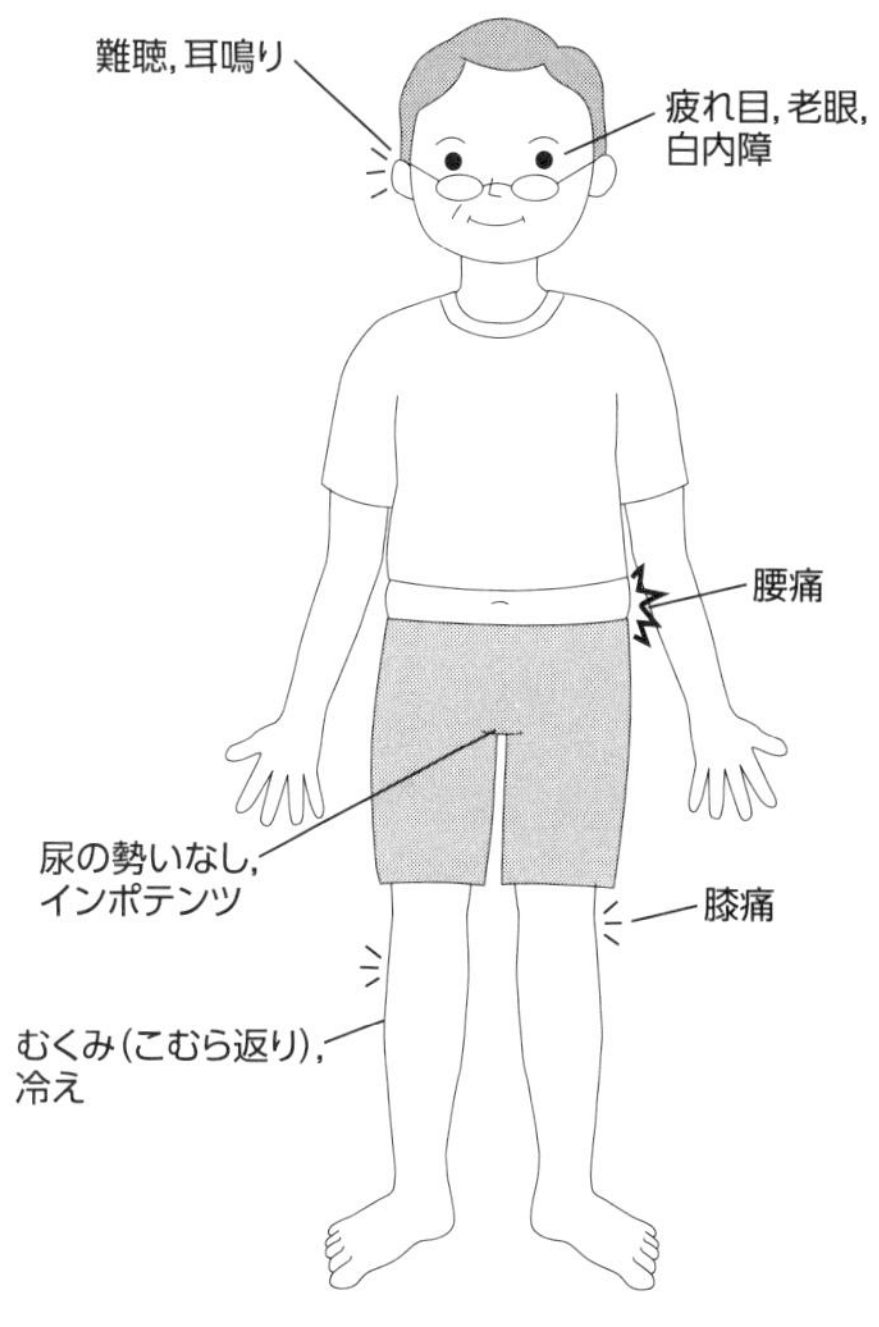

図11　年齢とともに腹筋や下半身の筋肉が早く衰える

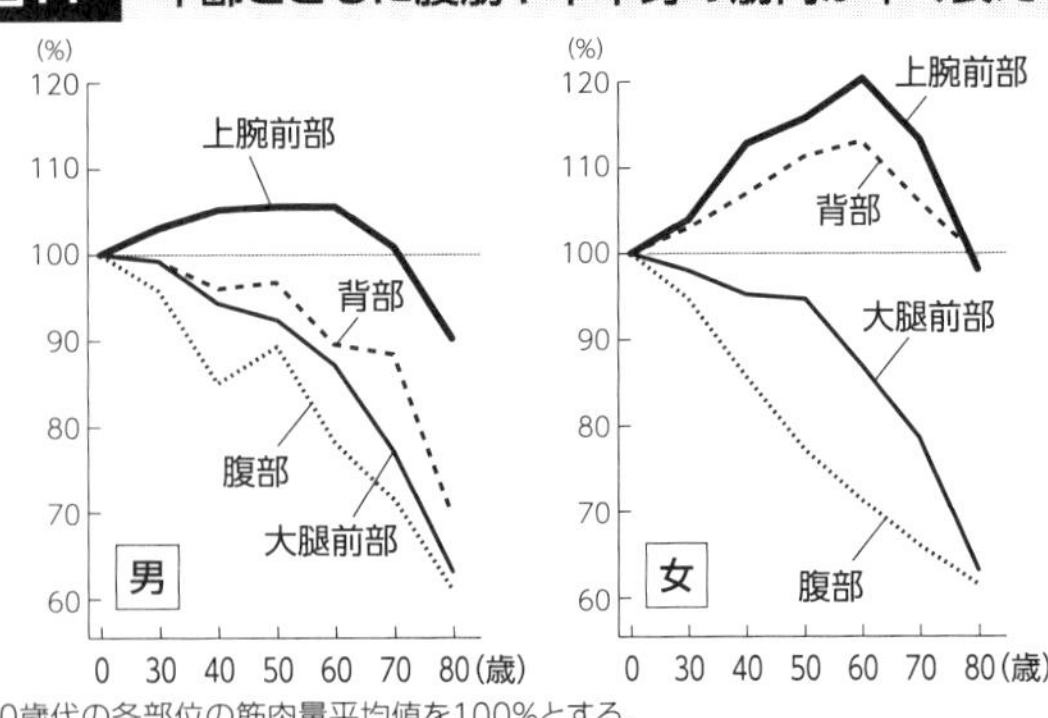

※20歳代の各部位の筋肉量平均値を100%とする。
(出典)福永哲夫監修『貯筋運動指導者マニュアル』

った症状がほぼ同時に出現してくる。

「腎虚」は、「人体最大の筋肉が存在する尻（大臀筋）や太ももの筋肉をはじめ、へそより下の筋肉の衰え」とともにはじまる。

筋肉を動かさずして健康なし！

人体最大の臓器は肝臓といわれるが、肝臓は体重の約60分の1、つまり1kg前後しかない。しかし、筋肉は男性の平均体重の約45%、女性の約36%を占めている。であるから、人体最大の器官である筋肉を動かさずして、健康などありえないわけだ。

しかも、全筋肉の70%以上がへそより下の下半身に存在する。よって、下半身の筋肉が衰えてくると、種々の障害が生じてくるし、腎虚に陥り、老化もはじまってくるわけだ。図11より、50歳ごろから、急激に筋肉、特に下半身の筋肉の衰えてくることが一目瞭然である。

つまり、これまで、足、腰、尻の筋肉で支えていた体重を、筋肉の衰えにより十分に支えきれなくなると、腰や膝に負担がかかり、腰痛や膝の痛みが発生する。

筋肉は、人体最大の発熱器官であるだけではない。筋肉が動くとき、筋肉内を走っている血管が収縮、拡張する。すると、末梢（まっしょう）血管の血液が心臓に戻りやすくなる。

よって、下肢、腰の筋肉が衰え、筋肉量が少なくなると、下半身の血行が悪くなり、下肢、腰の冷えやむくみ（血液が心臓に戻る力が低下する）が起こる。

「下半身の筋肉量の低下→血流の低下」が起こると、下半身に存在する膀胱や陰茎、前立腺への血流も少なくなり、頻尿、尿の勢いの低下、精力減退、前立腺肥大、前立腺がんなどが起こりやすくなる。

なぜなら、あらゆる臓器、器官の働きは血液が運んでくるさまざまな栄養素、酸素、水分、白血球、免疫細胞などにより営まれているのだから。

よって、血液不足のところには機能障害や病気が発生するのである。

生活習慣病の多くは下半身の筋肉の衰えとともにはじまる

筋肉が発達すると、筋肉細胞の周囲に毛細血管がどんどん作られる。

若いころは腰、尻、下肢の筋肉が発達していて毛細血管も多いので、下半身に血液がたくさん流れて、「頭寒足熱（ずかんそくねつ）」という、漢方医学でいう「健康状態」にある。

しかし、加齢とともに下半身の筋肉の量が少なくなり、毛細血管の数も減ってしまう（ゴースト血管という）。すると、下半身の血液は上半身に移動せざるを得なくなり、上半身の血液量が多くなる。腕で測る血圧が上昇するのは当たり前である。それを西洋医学では「原因がわからない高血圧」という意味の「本態性高血圧」という。

また、上半身の血液が多くなると、上半身に位置する心臓の筋肉に栄養を送っている冠動脈にも血液が過剰に送られ、血液のかたまり（血栓）を作って、詰まりやすくなる。それが心筋梗塞である。

脳には有害物質を通さない「ＢＢＢ（Blood Brain Barrier ＝血液脳関門）」という関所がある。つまり、人体は脳を大切なところと認識しているわけだ。その大切な脳でなぜ出血や梗塞が起こるのか。

脳出血や脳梗塞を「脳溢血」ということがある。文字どおり、脳に血が溢れた状態のことだ。それは、下半身の筋肉が衰え、下半身にあった血液が行き場を失って、上半身に移動し、最終的には脳にまで到達し、溢れた状態であるといえる。

糖尿病も腎虚の病気である。糖尿病にかかっている人は、上半身に比べて下半身が細い人がほとんどだ。また、「尻の筋肉が落ちはじめたときに糖尿病がはじまった」と述懐する人も多い。

こうした病気にかぎらず、パーキンソン病やアルツハイマー病など、明らかに「老化」による病気はもちろん、痛風、脂肪肝をはじめ、種々のがんでさえも下半身の筋肉の衰えとともにはじまることがほとんどである。

更年期障害も下半身の血流の悪さが原因

腎虚に陥ると、男性の場合、こうした「病名のつく病気」をいきなり発症することが少なくないが、女性の場合、「更年期障害」や「自律神経失調症」などさまざまな「不定愁訴」が「本格的な病気」の前触れになることが多い。

腎虚に陥り、へそより下の下半身の筋力が衰えて、下半身の血行が悪くなると、下半身に存在していた血液や熱や気が行き場を失って上昇してくる。すると、心臓や肺は下から突き上げられたような感じで、動悸や息切れが生じる。その突き上げは、吐き気やせきをもたらし、のどに何か詰まったような感じの症状を引き起こす。また、顔が発赤（赤くなる）したり、発疹が生じたりする。

さらには、この突き上げが脳まで達し、イライラ、不安、不眠、焦燥感などが生じてくる。漢方ではこうした症状を「昇症（しょうしょう）」という。

昇症ですべてが上に引き上げられると、下に降りていく症状（降症）の力が弱くなり、便秘、乏尿（ぼうにょう）、尿に力がない、生理不順、閉経などが現れてくる。また、子宮筋腫や子宮がん、卵巣のう腫・卵巣がんなどの要因にもなる。なぜなら、あらゆる病気は血行が悪いところに発生するのであるから。

へそより下の血行が悪くなって、下半身に存在する卵巣や子宮の血流が悪くなると、子宮、卵巣の働きが低下し、女性ホルモンの分泌量が低下する。

西洋医学では、この女性ホルモンの分泌低下こそが「更年期障害」の原因というが、女性ホルモンの分泌低下は「下半身の血流不足＝下半身の筋力の低下」により起こっているのである。

下半身の血行不良が「昇症」を引き起こす

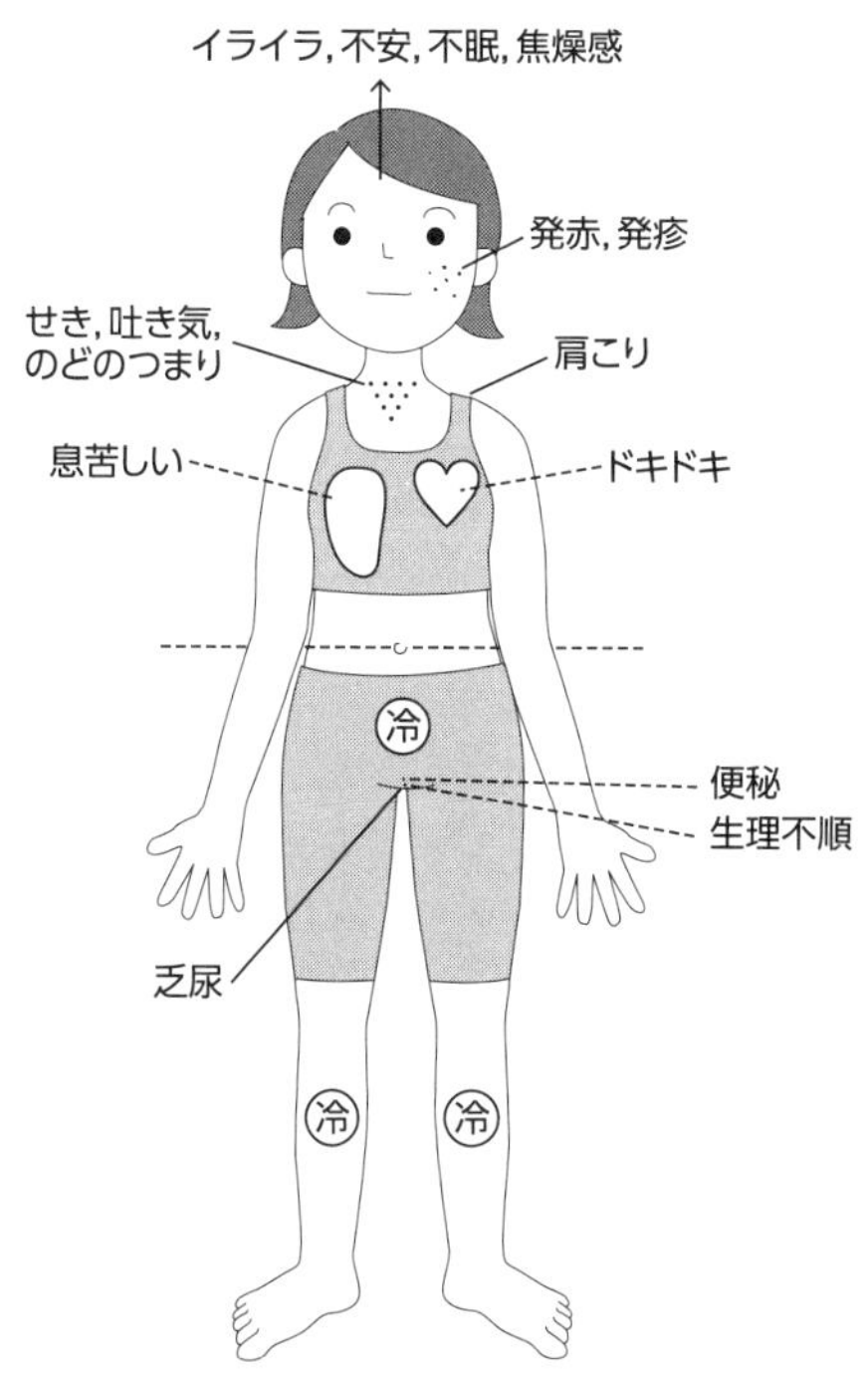

この更年期障害を放置、または西洋医学の薬のみで症状を抑えていると、女性にも「病名がつく病気」が起こってくる。

下半身の衰えはみな自覚している

健康講演の講師に呼ばれ、スピーチするとき、

「50歳前後より尻の肉が削げ、下肢、腰も含めて下半身が細くなってきたころから、さまざまな病気がはじまります。皆さんも50歳を過ぎるとなんだか下半身が寂しくなったように感じられるでしょう。間違って乾燥剤でも食べたんじゃないかと思うほど、尻や太もものあたりがしなびてきますよね……」

と言うと笑いが起こる。続けて、

「シリカケル（尻欠ける＝乾燥剤とかけている）」

と言うと、哄笑（こうしょう）の渦が起こる。つまり、ある年齢になると下半身が衰えてくることを誰もが自覚しているのである。

筋肉をつければ免疫力は高まる！

筋肉が衰えると、体温が下がり免疫力も低下する

「老化＝腎虚＝下半身の筋力の衰え」は、さまざまな病気を引き起こしやすくなるが、これだけにとどまらない。

人体最大の発熱器官であり、平均して40％以上の熱を作っている筋肉が衰えてくると、体温が下がり、免疫力が低下してくる。体温が1℃下がると、免疫力は30％以上低下することがわかっている。

免疫力が低下するということは、肺炎、気管支炎、胆のう炎などの炎症性疾患、がんや肉腫など悪性腫瘍、アレルギー性疾患をはじめ、ありとあらゆる病気にかかりやすくなるということでもある。

よって、老化により筋肉の量が少なくなると、「発熱」の量が少なくなり、免疫力が落ちるためにさまざまな病気を発症するといっても過言ではない。

一般的には、「筋肉」は手足を動かしたり、姿勢を正しく保ったりなどの役割を担って

いるくらいにしか認識されていない。

実はそのほかにも、次のようなさまざまな働きを持っている。

〈筋肉の役割〉

① 産熱（熱を作ること）を促し、免疫力を高める

運動や肉体労働をして発汗がはじまるときには、体温が約1℃上昇し、免疫力が一時的に5〜6倍に高まる。

② 血流をよくし、心臓の働きを助け、血圧を下げる

筋肉が動く（筋肉繊維が収縮、弛緩する）と、筋肉内を走っている毛細血管も収縮、拡張する（milking action＝ミルキング・アクション／乳しぼり効果）。すると心臓の働きを助け、心臓病の予防や改善につながる。また、血圧も下がる。

③ 骨への血流がよくなり、骨粗しょう症を防ぐ

筋肉を動かすと骨への血流がよくなり、骨が強くなる。弱い筋肉には弱い骨がつき、強い筋肉には強い骨がくっついていると考えてよい。

④ グルコース・トランスポーター4の活性が増し、血糖値が下がる

筋肉を動かすと、血液中の糖分（血糖）を筋肉細胞内に取り入れる作用がある糖輸送体の「グルコース・トランスポーター4」の活性が増す。つまり、血糖が下がって糖尿病の予防、改善につながる。

⑤ 脳の海馬（かいば）領域の血流が増し、認知症を防ぐ

どんな筋肉運動をしても、記憶中枢である海馬領域の血流が増加し、記憶力の向上、認知症の予防や改善につながる。

⑥ 消化管通過時間が短縮し、大腸がんの予防になる

筋肉運動により、胃腸の働きが促進され、食物が消化・吸収されて便として排出されるまでの時間が短くなる。その結果、発がん性物質が大腸粘膜に接する時間が短くなり、大腸がんの予防になる。

⑦ うつ状態の予防、改善につながる

筋肉運動をすると、筋肉内での男性ホルモン（女性も男性の約10分の1程度の男性ホルモンが体内に存在する）の産生分泌が高まり、その結果、「自信」がついて「うつ」状態を防いだり、改善したりする原動力になる。

⑧ メタボを防ぎ、治す

メタボリック・シンドローム（メタボ／内臓脂肪症候群）は次のような診断基準である。

腹囲（へそのまわり）

男性85㎝以上
女性90㎝以上

← プラス

高血圧

最高（収縮期）血圧　１３０㎜Hg以上
最低（拡張期）血圧　85㎜Hg以上
＊２つのうちどちらか、または両方

脂質異常

中性脂肪　１５０㎎／dℓ以上
ＨＤＬコレステロール　40㎎／dℓ未満
＊２つのうちどちらか、または両方

高血糖
空腹時血糖　110mg／dℓ以上

メタボリック・シンドローム（metabolic syndrome）は、「内臓脂肪症候群」と和訳されているが、これは正確な訳ではない。「metabolic＝代謝の」なのだから、「代謝（異常または低下）症候群」と訳すのが正しい。

次ページの図12のように、加齢とともに基礎代謝量（安静時の代謝をいい、もっとも基礎代謝量の多い器官は筋肉）は低下していく。つまり、50歳前後になると、「代謝低下＝体温低下」が起こり、糖や中性脂肪の燃焼が妨げられるので、血液中に燃えカスが残り、高血糖や高脂血症が起こる。

それが血管の内壁に沈着すると動脈硬化が起こり、血流が悪くなって血圧が上昇する（高血圧）。また、体温が低下すると血管を収縮させ、血圧の上昇に拍車をかける。

人体内の「代謝＝体熱産熱」は、安静時で約20％、活動時を含めると、体内で作られる熱の約40％が筋肉で発生している。よって、メタボリック・シンドロームの最大の原因は、筋肉の衰えによるといってよい。

図12 年齢とともに代謝は低下する

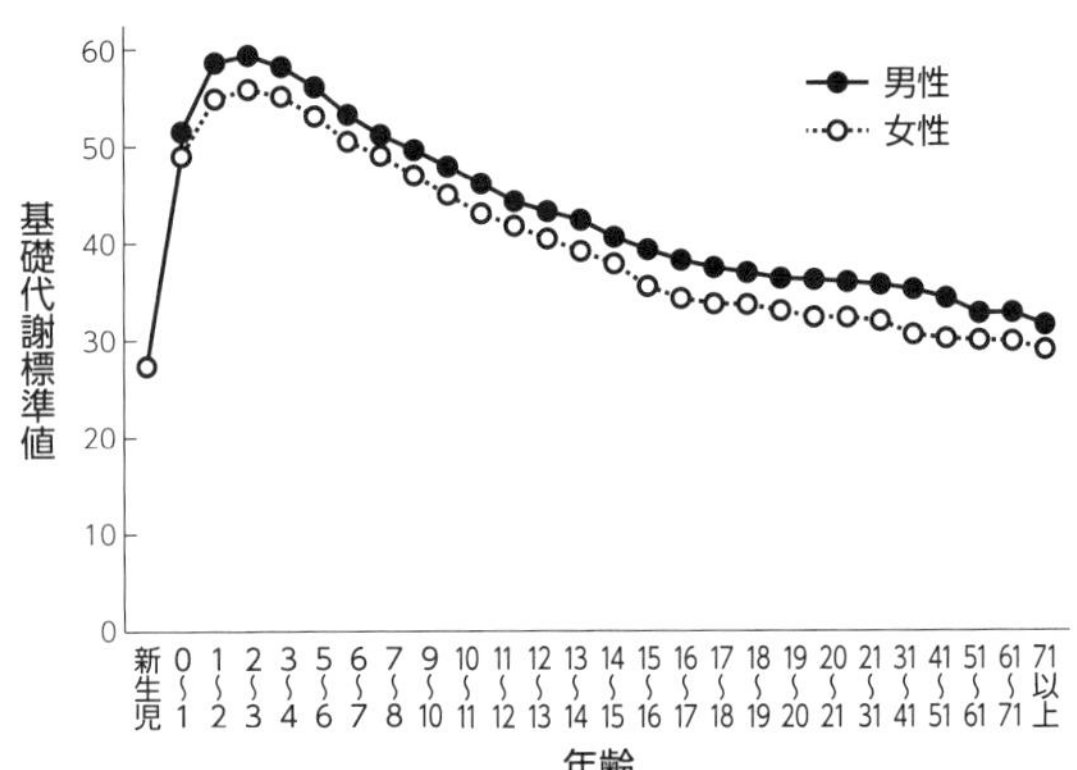

(出典)「基礎環境衛生学」よりグラフ化

図13 代謝の内訳

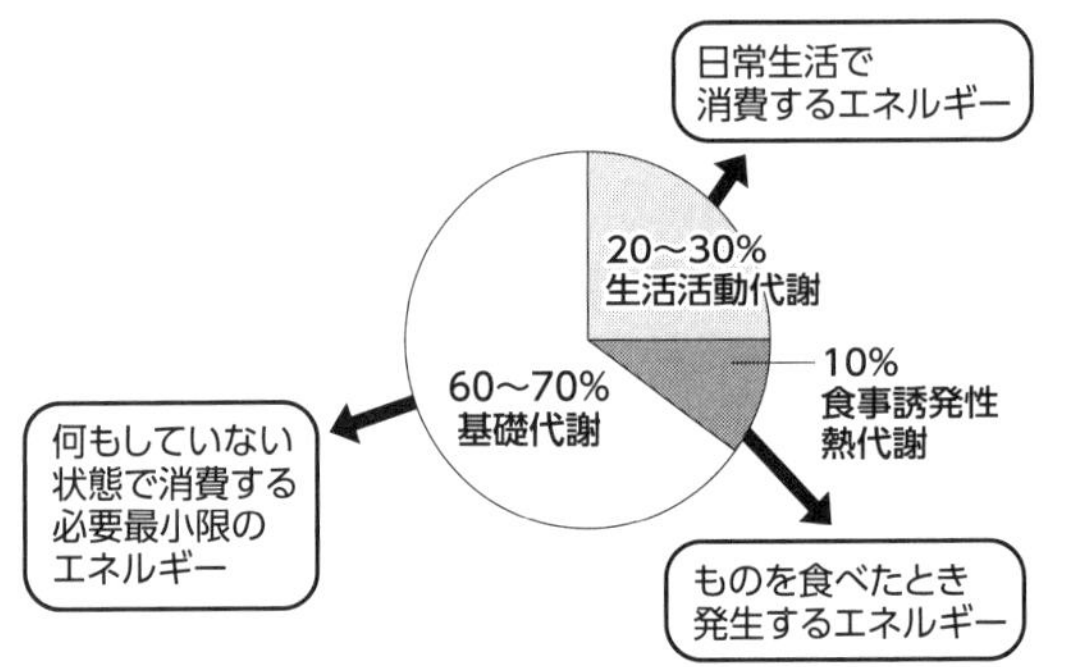

人間の腹部には胃腸、肝臓、膵臓、腎臓、子宮、卵巣など重要な臓器がいっぱい詰まっているのに骨がない。代わりに、腹部には腹直筋、腹横筋、腹斜筋という三層の筋肉が存在していて、そうした内臓を守っている。

加齢とともに腹筋が衰えてくると、その代わりに腹筋の周囲や内臓に脂肪が蓄積して内臓を守ろうとする。それこそが、メタボリック・シンドロームが「内臓脂肪症候群」と呼ばれる所以（ゆえん）である。

こうした点については、私がこの30年間、多くの拙著で主張してきたことであるが、最近ではコペンハーゲン大学のペデルセン博士が発見した筋肉から分泌されるホルモン「マイオカイン」が、全世界の医学者の熱い視線を浴びている。

〈マイオカインの種類と働き〉

・SPARC……大腸がんを抑制
・IL－6…肥満や糖尿病に効く
・FGF－21……脂肪肝を防ぐ
・アディポネクチン……糖尿病、動脈硬化、ストレスなどを防ぐ

・IGF－1……アルツハイマー病を防ぐ　など

こうした筋肉の働きが明らかにされるにつれ、年とともに筋力と筋肉量が低下する状態（サルコペニア）が注目されている。「サルコペニア」に陥ると歩行速度が遅くなり、転倒・骨折のリスクが増加し、がん手術後の合併症も格段に高くなるという。

よって、筋肉、特に下半身の筋肉が目に見えて衰えてくる50歳前後から、「病気にならない」ためには、下半身の筋肉を鍛えることが、極めて大切になってくることがわかる。

ウオーキング＆スクワットのすすめ

歩くのが速い人ほど長生きする

下半身の筋肉が衰えてくると、もちろん歩行速度が遅くなる。

歩くスピードは１分間に80ｍ（１秒間に１・３ｍ）が平均であるが、それより遅いと転倒の確率が４倍にもなる。

逆にそのスピードが１秒につき１ｍ速くなると、転ぶ確率は5分の１に減るというデータがある。

米国ピッツバーグ医科大学のステファニー・ストゥデンスキー博士は、約５００人の高齢者の日常での歩行速度を測定したあと、９年後に同じ人々の健康状態を調査した。すると、次のような結果を得た。

歩き方が遅かった人々……77％がすでに死亡

中程度の歩行速度だった人々……50％がすでに死亡

歩き方が速かった人々……27%がすでに死亡

「アメリカ老人病学会報」にも、「体調がよくなって歩行速度が速くなると、死のリスクは反比例して低下する」と発表されたことがある。

ワシントン大学の研究班が、「50代から60代の太りすぎている人々に、1回につき240～300kcalを速歩で消費させたところ、食事面でのダイエットなしで、1年間で体重が約10kg減少し、心臓の働きが10年若返った」と発表している。

かくのごとく、「ウオーキング」は筋肉の70%以上が存在する下半身を主に使った運動であるから、健康長寿を保つうえで大きな力になってくれるのである。

ウオーキングには万歩計を!

ウオーキングをこれからはじめる人にとっての速度と1日の歩数の目安については、次ページの図14をご覧いただきたい。毎日のウオーキングを励行(れいこう)するとスピードは徐々に速くなるし、歩数も増えてくるはずである。

さて、ウオーキングをするときには、万歩計をつけることをおすすめする。

図14 ウオーキングの速度と歩数の目安

年齢	分速（1分間に歩く距離）	1日の目標歩数
70歳代	60m	6000歩
60歳代	70m	7000歩
50歳代	75m	8000歩
40歳代	80m	9000歩
30歳代	85m	10000歩

カナダの大学の研究者らが「運動嫌いの人を106人集めて万歩計を与え、12週間にわたり、ただそれを身につけて毎日の歩数を記録してもらう」という実験を行った。

この106人の人々は、はじめは意識的に歩こうとするつもりはまったくなかったが、万歩計を持っているだけで、歩く歩数がそれまでの1日平均「7029歩」から「1万480歩」に増えたという。

毎日、3400歩プラスされたことで、3か月の間で平均1・5kgの体重減少、1cmのウエスト（胴回り）の減少、1分間の心拍数が4減少（心肺機能が強くなったことを意味する）といった調査結果が得られたという。

手軽な「スクワット」と「もも上げ運動」

ウオーキングのほかに、下半身を鍛える運動には「スクワット」や「もも上げ運動」などがある。

ウオーキングをする時間がない人や、またはウオーキングができなかった日にはスクワット運動をおすすめする。スクワット（squat）とは「しゃがみ込む」という意味である。その名のとおり、しゃがみ込む、立ち上がるを繰り返す単純な運動だ。

スクワット運動はほとんどの下半身の筋肉に刺激を与えるので、下半身の筋肉強化にとても効果的である。やってみるとわかるが、相当な運動になるし、体温も上がってくる。

〈スクワット〉

① 両足を肩幅よりやや開いて立ち、頭のうしろで両手を組む。

② 背すじを伸ばして胸を張り、お尻をうしろに突き出すようにして、息を吸い込みながら膝をゆっくりと曲げてしゃがみ込む。

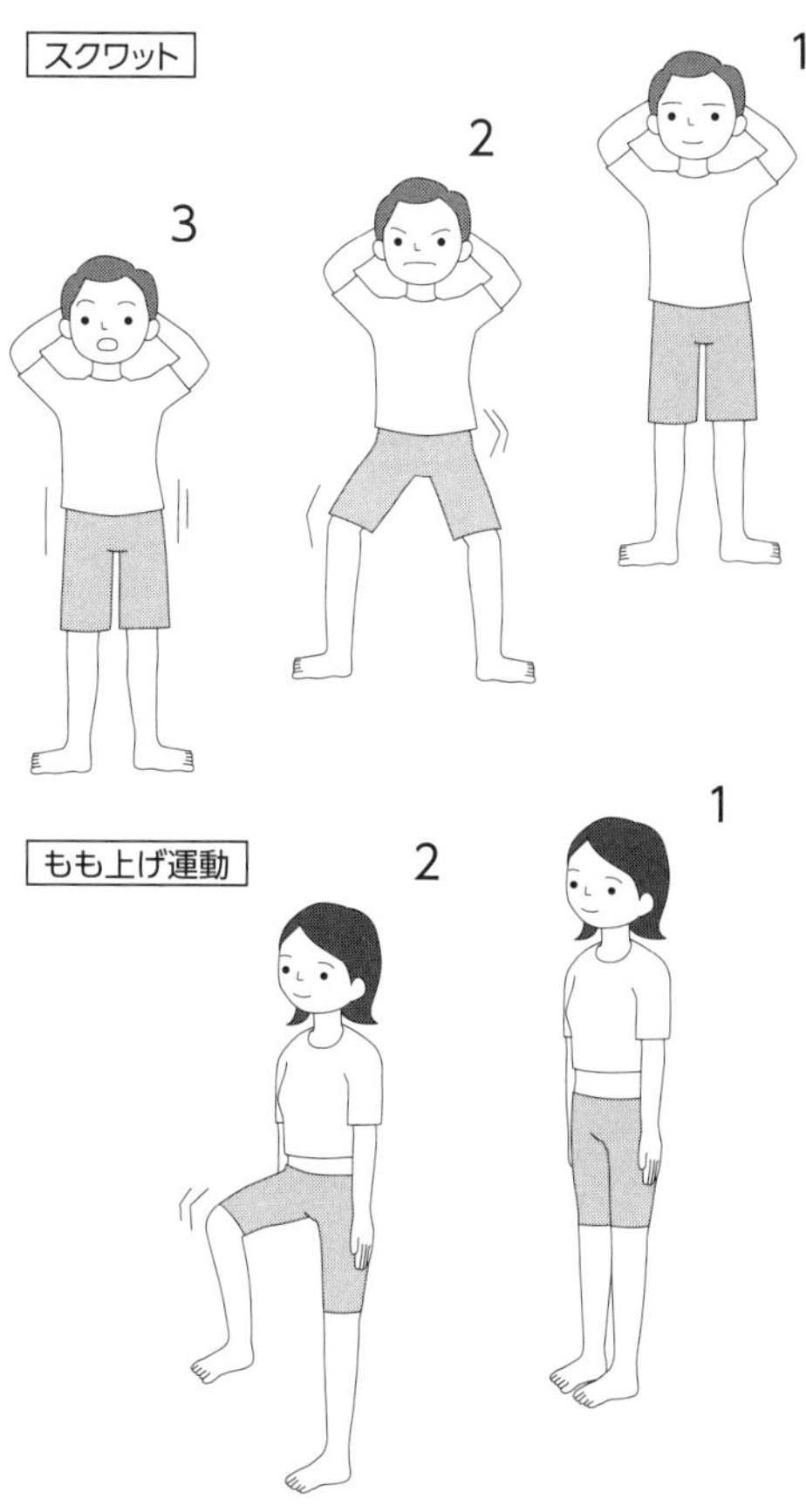
スクワット
1
2
3
もも上げ運動
1
2

③　息を吐きながら、ゆっくりと膝を伸ばして立ち上がる。
＊5〜10回を1セットとし、5セットほど行う。セットの間は数秒から数十秒休んで息を整える。
＊筋力がついて物足りなくなってきたら、1セットの回数を10〜20回、セット数を10〜20セットに増やすとよい。

〈もも上げ運動〉

スクワットができないほど下半身の筋肉が弱っている人や、膝や腰を痛めている人、スクワットをしたときに痛みを感じる人は「もも上げ運動」をするとよい。

この運動は膝や腰に負担がかからず、腹筋の運動にもなる。
①　両足をそろえ、背すじを伸ばしてまっすぐ立つ。
②　片方ずつ太ももを引き上げる。このとき状態が前屈(かが)みにならないよう注意する。
＊左右交互に10回ずつを1セットとし、5〜10セット行う。
＊筋力がついて物足りなくなってきたら、1セットの回数を10〜20回、セット数を10〜20セットに増やすとよい。

体を温める簡単筋肉運動

必ず効果が出る「アイソメトリック運動」

ここで、スクワットやもも上げ運動よりさらに簡単な運動を紹介しよう。

〈アイソメトリック運動〉

アイソメトリック（isometric）とは、「iso＝同じ」「meter＝長さ」の意味だ。通常、私たちが行う運動は筋肉の収縮と弛緩を繰り返している。このとき、筋繊維の長さは常に伸び縮みしているが、アイソメトリック運動は筋肉の緊張を一定に保って、筋肉繊維の長さを変えないで行うのでこう呼ばれる。

つまり、同じポーズを保ったまま、刺激したい筋肉に力を入れるというとても簡単な運動である。

自分の持っている力の60～70％程度で、約7秒間静止し、次の動作を行うと筋肉に十分な刺激が与えられ、筋肉が鍛えられる。すると筋肉内の毛細血管が発達し、血行がよくなってさまざまな効果が現れてくる。

なお、電車やバスの中など、次の①〜⑥の基本動作が難しい場合は、110ページのA、Bの運動をするとよい。

① 足を肩幅より少し広めに立ち、胸の前で両手の指を組んで力を入れ、両手を左右に7秒間引く。腕、胸、腹部の筋肉を引き締める。

② 手を組んだままの状態で腕を頭のうしろに回し、再び力を入れて両手を左右に7秒間引く。首、背中、腹部の筋肉を引き締める。

③ ②の状態で7秒間、腹筋に力を入れる（腹筋が鍛えられる）。

④ ③の姿勢のまま両足の太ももの部分に7秒間力を入れる（大腿筋（だいたいきん）が鍛えられる）。

⑤ 直立の状態から、つま先立ちで7秒間静止する（ふくらはぎの筋肉が鍛えられる）。

⑥ 足を肩幅より少し広めにして立ち、腰を少し落として中腰の状態になり、下半身に7秒間力を入れる（腰から下の下半身全体の筋肉が鍛えられる）。

A イスに座った状態で、両足を1㎝ほど上げて7秒間力を入れる。

B イスに座った状態で、足首を両手で持って膝を胸に引き寄せ、7秒間力を入れる。

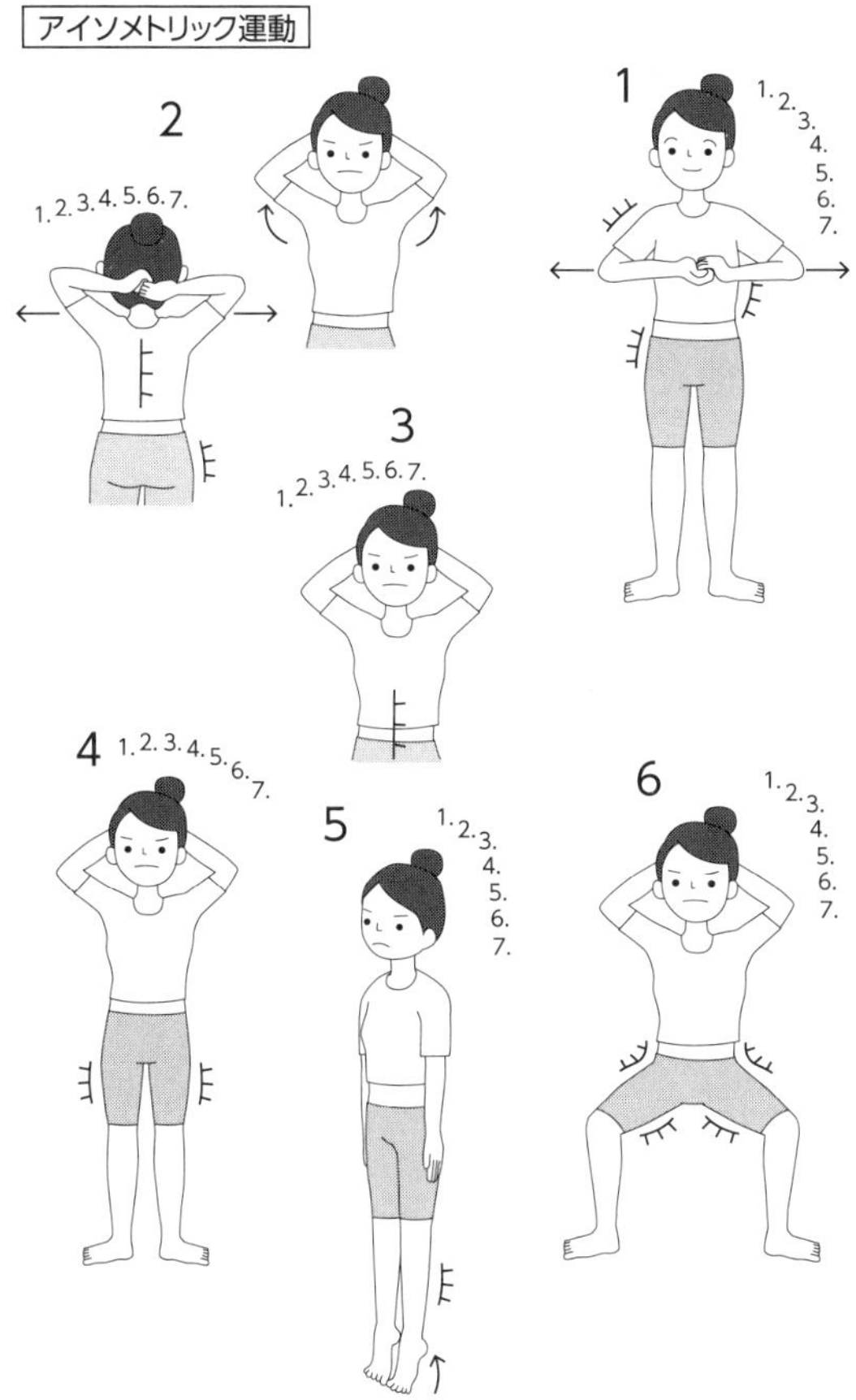
アイソメトリック運動
1
1.2.3.4.5.6.7.
2
1.2.3.4.5.6.7.
3
1.2.3.4.5.6.7.
4
1.2.3.4.5.6.7.
5
1.2.3.4.5.6.7.
6
1.2.3.4.5.6.7.

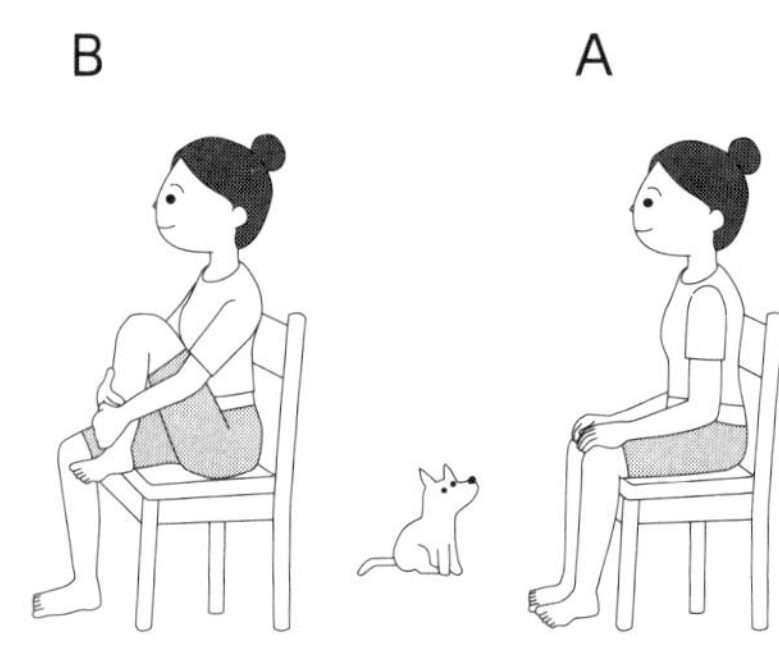

こうした運動を毎日続けると、必ずや「若返り効果」や「病気予防効果」が現れてくる。

そのほか、体を温め免疫力を上げる方法として、ゆっくり湯船につかる入浴、温泉、サウナ、岩盤浴などがある。

2章　健康な人は温かい体と心を持っている

「おなか（中）」を温めると健康に！

腹筋が弱い人の死亡率は高い

腹筋の大部分はへそより下の下半身に存在している。しかも、先述のように、腹筋は胃腸、肝臓、膵臓をはじめとするたくさんの内臓を守っている大きな筋肉である。

カナダのヨーク大学で20～69歳の男女8000人以上を、13年間追跡調査し、その間、以下の項目を定期的にチェックした。

①　起き上がり腹筋運動
②　腕立て伏せ
③　握力

④　腰やふくらはぎの筋肉
⑤　最大酸素摂取量
⑥　体脂肪率

その結果、13年間で238人が死亡していたが、①の腹筋運動のスコアが低かった人、③の握力が下から4分の1とスコアが低かった人の死亡率が高いことがわかったのである。

「お中」の触診で病気の診断ができる

漢方では「腹」のことを「お中（なか）」という。体の中心部で、「お中」にはさまざまな健康情報が詰まっているので、「お中」の触診（腹診）でかなりの病気の診断ができる。

患者に仰臥位（ぎょうがい）（仰向けに寝転がる）になってもらい、手のひらで「お中」を触って冷たければ、その人は「冷え症＝体温が低い＝免疫力が低下している」と診断できる。

手のひらで「お中」を圧迫したときペチャンとへこむ人は、おなかの筋力が弱く、体力がないと判断する。腹筋が強い人は体力があると診断して間違いない。

おなかには健康情報が詰まっている

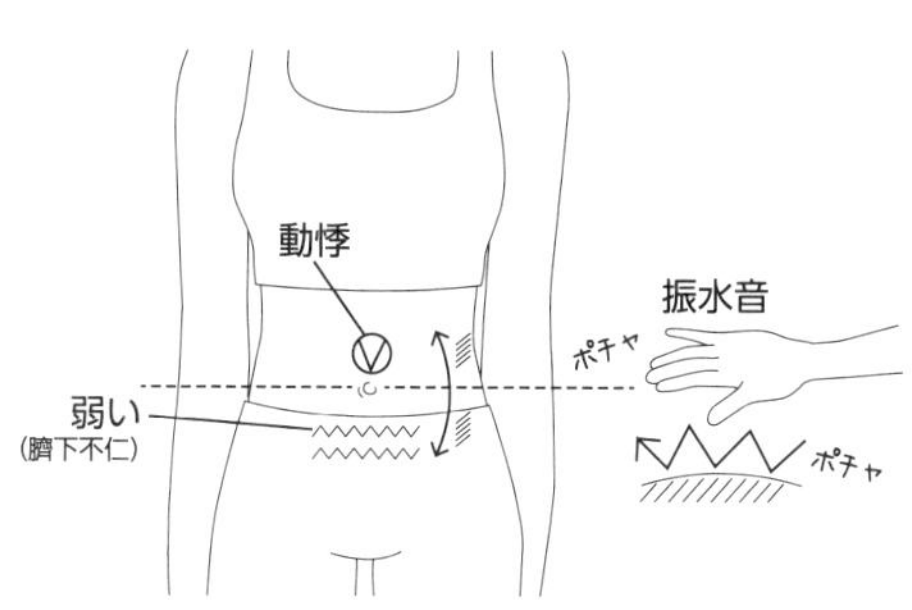

同じく、へそより上を圧迫した場合と、へそより下を圧迫した場合、へそより下が明らかに弱い場合は、「臍下不仁(さいかふじん)」といい、腎虚（老化）のサインである。

若い人で「臍下不仁」がある人は、腎臓病、糖尿病、インポテンツになりやすいことを表している。

また、へその上で動悸（腹部大動脈の拍動）を感じる場合は、「気弱」「心臓病」「体力低下」「不安、不眠」などいずれかの性格、症状を持っているサインである。

また、へその上下を人差し指、中指、薬指の先で軽くたたくとポチャポチャと音がする（振水音）場合、胃の中の水分（胃液）が多いことを表しており、体内のくぼみや袋、皮下に余分な水分がたまっている「水毒」の所見である。

水毒の症状は、45ページで述べたとおりである。

常に腹巻きをしよう

「お中」にある腸には、免疫細胞の中心的な役割を果たしているマクロファージやTリンパ球がたくさん存在するし、リンパ球が集まったパイエル板も存在する。

こう考えると、幼少時、母親から「おなかを冷やしちゃいけないよ」と、耳にタコができるほど聞かされたことの意味がよくわかる。昔の人は「お中」の大切さを経験的に知っていたのだ。「臍下丹田（さいかたんでん）」に力を入れると元気がわくという、昔の人々の経験に基づく意見もよく理解ができる。

「お中」を冷やさないように、腹巻きを1日中、1年中着用することを患者さんにすすめているが、「糖尿病が軽くなった」「心臓病の発作が少なくなった」「生理痛や生理不順が治った」「不妊症だったのに妊娠した」「肩こりや腰痛がなくなった」等々、喜びの声をたくさんいただいている。

「腹巻きをしたら人生が変わった」とまで言う人もおられる。

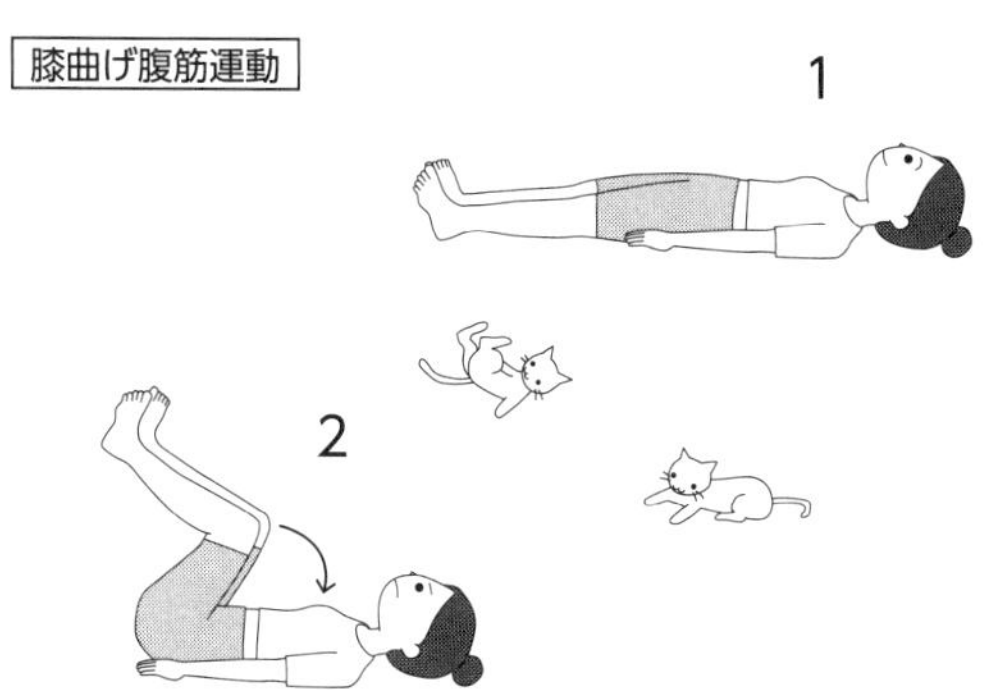

50歳を過ぎたら腹巻きを1日中、1年中着用することが、病気にならないためにとても重要である。

腹筋は自然に備わっている腹巻き

腹筋は自然に備わっている腹巻きなのだから、腹筋を鍛えることはさらに大切であるといえよう。「腹筋運動」は、足首をひもで固定して上体を起こす方法が一般的であるが、これは腹筋が強い人しかできない。

そこで、次に示す「膝曲げ腹筋運動」がおすすめだ。

〈膝曲げ腹筋運動〉

① 両方の足をそろえて、仰向けに寝転

がる。

② 両方の膝を曲げながら胸に近づけていく。

③ 膝を伸ばしながら元の姿勢に戻る。

＊5～10回を1セットとし、5～10セット行う。セットの間には休憩を入れる。

＊筋力がついて物足りなくなってきたら、1セットの回数、セット数を増やしていくとよい。

心の健康は体の健康につながる

上手な年のとり方

孔子は「吾れ、十有五にして学を志す。三十にして立つ。四十にして惑わず。五十にして天命を知る。六十にして耳順う。七十にして心の欲するところに従って矩を踰えず」と言っている。

人間、50歳にもなると人生の酸いも甘いもなめつくし、人生について、社会について、天の摂理について、いろいろと悟るようになるものだ。しかし、このころになると、身体的には老化がはじまる。

これまでにも述べてきたが、老化の症状として、筋力の低下、骨や関節の異常（骨粗しょう症や変形性膝関節症）、白内障、物忘れ（認知症）などが挙げられる。

こうした多くの年配者に見られる病的老化に比べ、100年を生きるセンテナリアン（百寿者）の老化は、進行が緩やかかつ穏やかで、身体内の諸臓器のバランスがよい生理的老化である。

つまり、ひとつの臓器に病気（白内障、骨粗しょう症、認知症など）として現れる、突出した老化現象のない老化である。

こうしたセンテナリアンたちにあやかった老化の仕方を、米国のロウ博士、カーン博士は「successful aging（上手な年のとり方）」と定義している。

両博士は「上手な年のとり方」をするために次のことが必要と述べている。

① 脳卒中の原因となる高血圧、糖尿病、脂質異常症や、障害の原因となる関節炎、骨粗しょう症、骨折などの危険因子が存在しない。

② 運動の習慣があり、適正体重を保って、身体運動機能を良好に維持している。

③ たくさんの友人、知人と交友関係を持ち、ボランティア活動に参加するなど持続的に社会活動をして、人生を楽しんで生きている。

これらのうち、①、②についてはすでに述べているので、この項では③について述べてみよう。

他人のために尽くすことも「病気にならない生き方」

「天命を知る」50歳くらいにもなると、「自分が生きているのではない。自分は生かされているのだ」ということをなんとなく悟ってくるものだ。

これまで自分のために、自分のために必死で突っ走ってきたが、自分のためだけでなく社会のために、他の人のために何かをしたいという気持ちが強くなる。

これも「病気にならない生き方」につながってくる。

我々人間の体を考えてみると、足は足のためにあるのではなく、体を移動させるためにある。

胃腸は胃腸自身のためにあるわけではなく、口から入ってきた食べ物を消化・吸収して、全身の細胞を養うために存在している。

心臓も心臓のためにあるわけではなく、全身に血液を送り出すためのものだ。

免疫力の中心となる白血球は、自分のために病原菌やがん細胞を食べているのではなくて、体を病気から守るために働いている。

ことほど左様に体内の細胞と器官は、自分自身のためではなく、体全体のために協力しあって一生懸命働いている。

その人間が集まり、協力しあって家族、友人関係などを築き、社会をつくり、国家を形成している。

よって、個々人は、自分のためにというより、他人のために何かをなすことこそが天命に従うことになるといえる。

「どうぞ」にあたる英語は「please」であるが、もともとは「喜ばせる、満足させる」という動詞である。「please」には「利他」の気持ちが込められている。よって、「他人を喜ばせる」つまり、他人のために何かをやるという「奉仕」の精神は、人間本来が持つ「性善」の精神をよみがえらせる。

その結果、心身をリラックスさせる神経である副交感神経の働きを高めて、免疫力をアップさせ、自分自身の病気を防ぐ力にもなる。

よって、ボランティア活動などを通して、積極的に社会のために尽くすことも「50歳からの病気にならない生き方」なのである。

また、「生きている」のではなく、宇宙や造物主、周囲の物や人々によって「生かされている」自分であることを考えるとき、病気をはじめ自分にふりかかってくる「悪い（ように見える）こと」も、むしろ「ありがたい」と思うようになる。

「悪いこと」の後は、耐えて善行を積んでいれば必ず「よいこと」が起こるものだし、「悪いこと」が起こったときに謙虚に反省すると、これまで自分の至らなかった点も自ずと見えてくるものだ。

ものにはすべて因果がある。よいことでも、たとえ悪い（ように思える）ことでも、「人事を尽くして天命を待つ」心境で過ごすと、必ず事態は好転し、「起こることはすべてよし」「苦あれば楽あり」という結果になるものである。

心の安寧が免疫力を高める

早稲田大学の創始者である大隈重信（おおくましげのぶ）は「心の健康法」として、次の5か条を挙げている。

〈心の健康法5か条〉

① 怒らない

② 愚痴をこぼさない

③　過去を振り返らない
④　人のために何かをする
⑤　希望を持つ

怒ったり、愚痴をこぼしたり、過去を振り返ったりするマイナスの精神要因は、自律神経のうち「緊張する神経」である交感神経の緊張を促す。

その結果、副腎からアドレナリンやコルチゾールが分泌されて血管が収縮し、血圧は上昇し、白血球の顆粒球が増加し、活性酸素が多量に発生して、さまざまな病気にかかりやすくなる。

人のために何かをしたり、将来への希望を持つと、「リラックスの神経」である副交感神経が優位に働き、脳からはβエンドルフィンやセロトニンの分泌が促され、心の安寧が得られ、免疫力も高まる。

アメリカの詩人、サミュエル・ウルマンが80歳のときに書いた詩「80歳の高みにて」には、このことが言い尽くされている。

若さとは　人生の一時を言うのではない
それは　心の状態を言うのだ
人は　信念とともに若く
疑惑とともに老いる
希望ある限り若く
失望とともに老い朽ちる

世界的な植物学者であった牧野富太郎（まきのとみたろう）博士は、96歳まで長生きされたが、「健康法」を尋ねられると「いつも気分を若く持ちなさい」と言うのが口ぐせだったという。

博士は、

我がすがた、たとえ翁と見ゆるとも
心はいつも花の真っ盛り

という歌も詠まれている。

「広辞苑」の編者である新村出(しんむらいずる)氏は、幼少時から体が弱かったが、91歳まで長生きされた。その「心の健康法」は、

年老心不老(年老いても心は老いず)

だったそうだ。

「もう60歳と思うより、まだ60歳」と思うほうが心を若く保てる。いつまでも希望を持って、若々しく生きたいものだ。

第3部

病気は自分で治す！

——病気・症状別 対処法

石原式で「健康」になれば病気は治る！

これまで病気にならない食べ方や生き方について述べてきたが、すでに「病気」にかかっている人のために、各疾患に対する対応の仕方を以下に述べてみる。

英語で健康は「health」であるが、「th」は名詞を作る語尾なので、意味は「heal」にある。これは「治す、治る、癒す」の意味がある動詞である。

言葉はその国、地域の人々の何百年、何千年の歴史、生活習慣、経験によって生まれることを考えると、「健康＝health」になれば、病気が「heal＝治る」ということを、この言葉が示している。

よって、これまで述べてきたように、「腹八分目で1日2食以下」の食事と、筋肉運動や入浴などで体を温めて健康になれば、自ずと病気も治っていくはずである。

この2つの原則を実行されることを条件に、以下各疾患の対処法を1つでも2つでも実行されるとよい。

I　日常よく経験する症状・病気

頭痛・神経痛・リウマチなどの痛み、肩こり

漢方では「痛みやこり」は「冷え」と「体内にたまった余分な水分」が原因と考えられている。そのため、温めて余分な水分を出せば治る。

化学薬品の痛み止めは、刹那的には痛みが止められても、解熱作用を併せ持っているので、さらに体を冷やし、さらなる痛みを招く心配がある。

▼対処法

（1）ショウガ紅茶（48ページ）にクズ粉を3g入れて1日2～4杯飲む。

（2）タマネギ1／2個を刻み、卵1個といっしょに茶碗に入れてかき混ぜ、そこに醤油と唐辛子を適量加え、熱いごはんにかけて食べる。

（3）ネギを細かく刻み、味噌を同量入れて混ぜ熱湯を注ぎ、熱いうちに飲んで寝る。

（4）ネギ加ショウガ湯を1日2～3回飲む。

【ネギ加ショウガ湯】
〈材　料〉ネギ、おろしショウガ
〈作り方〉
① ネギ10gを刻み、湯のみ茶碗に入れる。
② おろしショウガをガーゼでしぼり、①に5cc（約10滴）加える。
③ 熱湯を茶碗に半分くらい注ぐ。

(5) ショウガ風呂、ニンニク風呂、塩風呂に入る。

【ショウガ風呂・ニンニク風呂・塩風呂】
〈材　料〉ショウガ、ニンニク、自然塩（いずれかひとつ）
〈作り方〉
① ショウガ、ニンニクは約100gすりおろす。
② 布袋に入れて湯船につける。塩はそのまま湯船に入れる。

（6）ショウガ湿布を患部に当てる。

【ショウガ湿布】

〈材　料〉ひねショウガ、水、木綿の袋、厚めのタオル

〈作り方〉

①ショウガ約150gをすりおろす。ショウガは新しいものではなく、ひねショウガがよい。

②すりおろしたショウガを木綿の袋に入れて、上部をひもで縛る。木綿のハンカチなどにくるんで輪ゴムで留めてもよい。

③水2ℓと②を鍋に入れて火にかけ、沸騰寸前で一度止める。

④③が冷めないように、とろ火で温め続ける。

⑤70℃くらいの④の中にタオルをひたして（湯が熱いので注意）、軽くしぼり、このタオルを患部に当てる。

⑥そのままだとすぐに冷えてしまうので、このタオルの上にビニールをかぶせておき、その上に乾いたタオルをのせる。

⑦　10分くらいしたら、またタオルを④につけてしぼり、再び患部に当てる。
⑧　これを2～3回繰り返す。
＊痛みや症状がひどいときは、1日2～3回施す。軽いときは1日1回でよい。
＊ショウガを入れた湯は温め直して、2～3回使える。

（7）唐辛子チンキ（唐辛子3個を刻んで広口の保存瓶に入れ、45度のホワイトリカー1・5ℓを加え、冷暗所に1か月保存したあと、布でこしたもの）を患部に塗る。
（8）梅干しの果肉をつぶしてガーゼに塗り、痛む部分に貼る。
（9）日ごろからウオーキング、体操、スクワット（104ページ）などできる範囲で実行し、筋肉量を増やして体を温め、血行をよくする。
（10）肩こりにはアイソメトリック運動（107ページ）が効果的。
（1）から（10）の1つでも2つでも励行する。

疲労、倦怠感、夏バテ

疲労には精神的疲労と肉体的疲労がある。肉体的疲労は血行をよくして糖分、塩分、ビタミン、ミネラルを補給するとよい。

疲れを自覚している人は早めに対処できるが、自覚していない場合はそのまま疲れがたまっていって、大病の下地となることがある。

次のような症状が３つ以上ある人は疲れがたまりつつあるので要注意だ。

〈血行不良による異常〉

①　頭痛、肩こり、目の痛み
②　耳鳴り、めまい
③　息切れ、動悸、不整脈
④　胸痛（どきどき）
⑤　手足のむくみやしびれ
⑥　鼻血、歯茎・痔からの出血

〈消化器症状〉

⑧　過食や食欲不振

⑨　便秘や下痢、またはその繰り返し、腹痛

〈神経の疲労による症状〉

⑩　音やにおいに敏感になる

⑪　手足、口唇、眼瞼（がんけん）がピクピクする

〈精神の疲労による症状〉

⑫　不安、不眠、理由のない焦燥感

⑬　仕事や趣味に集中できない

⑭　仕事上の些細なミスや物忘れが増える

⑮　他の人といっしょにいるのが煩（わずら）わしい

⑯　自分はこの世に存在する価値がないと思う

〈治癒反応〉

⑰　微熱が続く

＊3つ以下……疲労がたまりつつある、4〜8個……黄色信号、9個以上……疲労から

病気に移行しつつある。

▼対処法

（1）ネギ、ニラ、ニンニク、タマネギなど、疲労の解消に役立つ「アリチアミン」を含む食べ物を食べる。ニラ入り味噌汁、ニラの味噌和え、ニラの卵とじがおすすめ。もしくはカツオ節、醬油、水を鍋に入れ、すりおろしたショウガを加え、ごった煮にしたものを食べると抜群の疲労回復効果がある。

（2）ネギ加ショウガ湯（128ページ）を1日2～3回飲む。

（3）ニンジン・リンゴジュース（50ページ）にタマネギ（50g）を加えた生ジュースを、1日2～3回に分けて飲む。朝食代わりの場合は1日1回でよい。

（4）肉体的疲労の場合には41～42℃の熱い湯に5～10分つかる。精神的疲労の場合は39～40℃のぬるま湯に15～20分つかる。ショウガ風呂（128ページ）やシソの葉風呂（シソを約100g刻んで湯船に入れる）に入るとより効果的。

（1）から（4）の1つでも2つでも励行する。

発熱

かぜ、肺炎、気管支炎、胆のう炎などの感染症はもちろん、がん、膠原病、急性心筋梗塞、疲労などでも発熱する。

西洋医学では解熱薬を用いることが多いが、発熱は体内の汚れた血液を燃焼して浄化しようとする体の反応である。発熱すると白血球の働きが増し、免疫力がアップする。発熱したときにはビタミン、ミネラルを補って、血液の浄化作用を助けよう。

▼対処法

（1）ショウガ紅茶（48ページ）、またはクズ粉（3g）を加えたショウガ紅茶を1日3〜4回飲む。ただし、熱が40℃以上あるときには避ける。

（2）ニンジン・リンゴジュース（50ページ）にキュウリ1本（約100g）、レモン半個（約50g）を加えた生ジュースを1日2〜3回に分けて飲む。朝食代わりなら1日1回でもよい。レモンのビタミンCには白血球の働きを高める作用、キュウリには解毒作用と解熱作用がある。

1つでも励行する。

かぜ、せき、気管支炎、インフルエンザ

かぜ、気管支炎、インフルエンザ、肺炎などの病気は、細菌、ウイルス、真菌などの病原体が原因と考えられる。しかし、本当の原因は体内にたまった老廃物だ。

呼吸器は体内の老廃物や不要物を痰として排泄する器官でもある。鼻やのど、気管支、肺などに血液内から排泄された老廃物がたまったときに、たまたま病原体が進入して炎症が起こった状態が、かぜや気管支炎と考えてよい。

これらは「冷え」と「食べすぎ」が原因の病気である。体が冷えると体内の代謝がうまくできなくなり、血液中の老廃物が増えて汚れてしまうし、「食べすぎ」では言わずもがな、である。

かぜなど感染症のときは、発熱、発汗を促して体を温めるのが一番の治療法だ。

▼対処法

（１）発熱して食欲がないときには無理に食べない。食欲不振は血液を浄化させる反応であり免疫力を高める。

（2）ごく初期のかぜの場合は、体力のある人はジョギング、サウナ、入浴で発汗するとよい。葛根湯（かっこんとう）と同じ原理で、汗で老廃物を排泄して血液を浄化する。

（3）熱い味噌汁に刻んだネギをたっぷり入れて飲み、すぐに寝る。

（4）ショウガ紅茶（48ページ）、ショウガ湯を1日2～3回飲む。

【ショウガ湯】

〈材　料〉おろしショウガ、熱湯、黒砂糖またはハチミツ（お好みで）、クズ粉

〈作り方〉

①　親指大のショウガをすりおろして湯のみに入れ、熱湯をかける。

②　黒砂糖かハチミツを好みで加える。クズ粉を少々加えると、保温、発汗作用がさらに高まる。

（5）梅干しを網にのせて黒くなるまで焼いた「梅干しの黒焼き」を食べる。

（6）アルコールが飲める人は卵酒（日本酒の熱燗1合に卵1個の黄身を入れたもの）を飲む。

（7）ニンジン・リンゴジュース（50ページ）に大根（100g）を加えて作ったジュースを、1日2〜3回に分けて飲む。朝食代わりの場合は1日1回でもよい。大根には去痰、鎮咳（ちんがい）作用があり、辛味成分が免疫力を高める。

（1）から（7）の1つでも2つでも励行する。

膀胱炎、腎盂腎炎

尿路感染症は排尿をがまんしがちな人や、糖尿病の人に起こりやすい。尿の回数が少なかったり、尿が濃い人に発症しやすいのだ。頻尿、排尿痛、血尿などに発熱を伴うことが多い。

膀胱内のバイ菌が尿管を上昇していき、腎盂（じんう）に達して起こる腎盂腎炎の場合は急に高熱が出て、腰痛や吐き気を伴うなど症状がより激しい。

尿も血液から作られるので、尿をきれいにするには、食べすぎに気をつけ、運動を習慣づけて、血液を浄化することが一番だ。また、下腹部の冷えも原因となる。

女性はへそから下が冷えやすいので、膀胱炎や腎盂腎炎を起こしやすい。

膀胱炎や腎盂腎炎になったときには、水分摂取がすすめられるが、水はかえって体を冷やしてしまうことがある。

体を温めて、利尿作用のある紅茶、ショウガ紅茶、ハーブティーなどの水分を摂るとよい。

▼対処法

（1）ニンジン・リンゴジュース（50ページ）に、キュウリ（100g）またはパセリ（100g）を加えて作ったジュースを、1日2〜3回に分けて飲む。朝食代わりの場合は1日1回でもよい。キュウリには利尿作用があり、パセリには尿路の洗浄作用がある。

（2）水分を摂るときには体を温める効果があるショウガ湯（136ページ）、紅茶、ショウガ紅茶（48ページ）などにする。

（3）膀胱炎や腎盂腎炎を繰り返す人は下腹部に腹巻きを常時着用するとよい。

（4）ショウガ風呂、ニンニク風呂、塩風呂（128ページ）などで体を温める。

（5）フライパンで自然塩を焼いたものを布袋に入れ、へそから下に置いて温める。焼き塩が冷めたら再び焼いて同じことを続けるとよい。

（1）から（5）の1つでも2つでも励行する。

便　秘

便秘になると腸から余分なコレステロールや老廃物が血液に吸収されて脂質異常症や肥満の要因となる。

また、解毒を担う肝臓に負担をかけてしまう。大腸に有害菌が発生しやすくなり、虫垂炎、胆のう炎の原因にもなる。

また、便秘になると吹き出物ができやすくなり、肌の大敵でもある。

現代の日本人は腸が冷えて便秘を起こす人が多い。女性の便秘のほとんどはこれが原因である。

冷え症の人の便秘は、キンピラゴボウ、ヒジキの炒め物など、腸を温める食物繊維が摂れる料理がおすすめだ。

▼**対処法**

（1）腸を温め、便秘改善に効果的な小豆を赤飯にしたり、ゆで小豆にして食べる。

【ゆで小豆】

〈材　料〉小豆、水、ハチミツまたは粗塩（お好みで）

〈作り方〉

①鍋によく洗った小豆50ｇと水600ccを入れ、火にかける。

②沸騰したら弱火にして、水分が半量になるまでゆでる。

③お好みでハチミツまたは粗塩を加えて食べる。

（2）体を温め、食物繊維も多く含む黒ゴマを食べる。ごはんに黒ゴマ塩をふりかけて食べるとよい。

【黒ゴマ塩】

〈材　料〉黒ゴマ、粗塩

〈作り方〉

① 粗塩10ｇをフライパンで炒り、すり鉢でしっとりとなるまでする。

② 黒ゴマ40ｇも同様に炒って、塩とともにすり混ぜる。（市販品もある）

（3）すりおろしリンゴ1～2個、またはドライプルーンを5～10個毎日食べる。

（4）利尿作用と緩下（かんげ）作用のあるブドウを旬にしっかり食べる。

（5）食物繊維を多く含む海藻類、豆類、コンニャク、玄米などを積極的に食べる。

（6）アロエ汁を飲む（アロエ10～20ｇをすりおろして布巾でしぼり、ハチミツ適量を加えたもの）。

（7）ニンジン・リンゴジュース（50ページ）に、ホウレン草（100ｇ）もしくはアロエ（30ｇ）を加えた生ジュースを1日2～3回に分けて飲む。朝食代わりなら1日1杯でもよい。

（8）腸を刺激する腹筋運動を毎日行う。

（1）から（8）の1つでも2つでも励行する。

腹痛、下痢

腹痛の原因は千差万別で、急性虫垂炎、腹膜炎、急性すい炎、胃潰瘍、十二指腸潰瘍、腸閉塞、婦人病など、治療が必要な腹痛は早急に医療機関を受診するべきだ。

おなかのどのあたりが痛むかによって、ある程度原因の病気を推測できる。

特に病気が見出せないような腹痛は、腸にガスがたまっているか、胃腸が冷えていることが原因だ。体を温めて排尿や発汗を促し、おなかを腹巻きなどで温めると下痢や腹痛は治まる。

▼対処法

（1）梅醤番茶（うめしょう）を1日2～4回飲む。

【梅醤番茶】
〈材　料〉梅干し、醬油、すりおろしショウガ汁
〈作り方〉

図15 痛みの場所による病気の推測

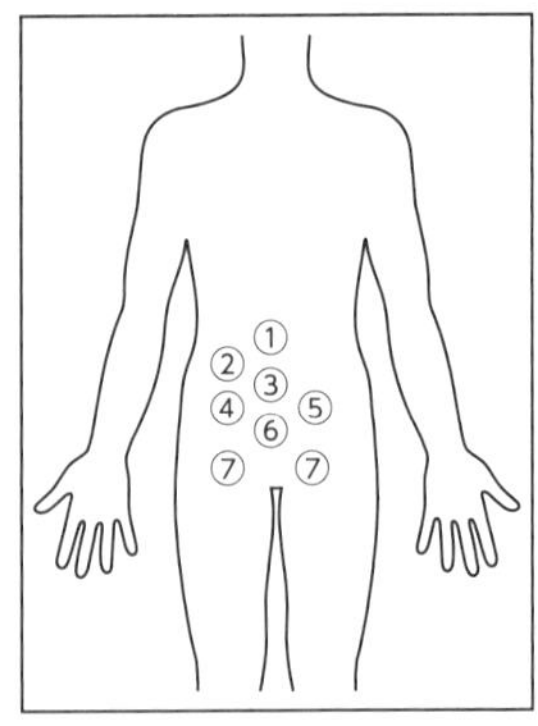

① 胃炎、胃・十二指腸潰瘍、食道炎、すい炎、心筋梗塞
② 胆のう炎、胆石症、肝炎
③ 胃潰瘍、すい炎
④ 虫垂炎、尿路結石、卵巣の炎症や腫瘍
⑤ 大腸炎、憩室炎、過敏性腸症候群、尿路結石、卵巣の炎症や腫瘍
⑥ 尿路結石、膀胱炎
⑦ 鼠径ヘルニア

※腹部全体の痛み:腹膜炎、腸閉塞、胃腸炎、過敏性腸症候群、慢性便秘、おなかの冷えやガス

① 梅干し1個を湯のみ茶碗に入れて、箸でつつき、種子を取り去って果肉をよくつぶす。

② 醤油を小さじ1〜大さじ1杯加え、よく混ぜ合わせて、すりおろしショウガ汁を5〜10滴加える。

③ 熱い番茶を注いで、よくかき混ぜて飲む。

(2) ニンニクかショウガをすりおろし、熱い味噌汁に入れて飲む。

(3) すりおろしたリンゴを1日2〜3個食べる。

(4) 軽い腹痛、下痢ならショウガ紅茶

（48ページ）にシナモン少々を加えて飲む。

（5）ショウガの粉、朝鮮人参の粉末、山椒を2対1対1の割合で湯飲み茶碗に入れ、熱湯で溶いて飲む。

（6）フライパンで自然塩を焼いたものを布袋に入れ、へそから下に置いて温める。焼き塩が冷めたら再び焼いて同じことを続けるとよい。

（7）ショウガ風呂、ニンニク風呂、塩風呂（128ページ）に入る。

（8）ショウガ湿布（129ページ）を痛みのある部分に当てる。

（1）から（8）の1つでも2つでも励行する。

胃炎、胃潰瘍、十二指腸潰瘍

胃粘膜の血行不良やストレス、内視鏡施術の失敗により粘膜を傷つけられることなどが原因で起こる。みぞおちの痛み（特に空腹時）、げっぷ、食欲不振などの症状がある。

これらの病気は冷え症の人に起こりやすい。根本的な治療は胃粘膜の血行をよくすることがなによりだ。

胃粘膜の保護には牛乳がよいといわれる。たしかに牛乳には粘膜を丈夫にするビタミンUが含まれているが、体を冷やす作用があるので、ビタミンUの抗潰瘍作用を期待するならキャベツか青のりのほうがよい。

▼対処法

（1）リンゴ1個（250g）とキャベツ（100g）をジューサーにかけ、1日2回に分けて飲む。朝食代わりにする場合は1日1回でもよい。キャベツには胃粘膜を丈夫にするビタミンUが含まれている。ジュースを飲むと冷える人は刻んだキャベツにカツオ節と醤油をかけて食べるとよい。

（2）黒砂糖で煮た黒豆を毎日食べる。

（3）ジャガイモ1個をすりおろしてガーゼでこしたものを1日3回温めて飲む。または厚さ1㎝ほどに切って、網で黒くなるまで焼いたものを1日2～3枚食べる。

（4）梅醬番茶（143ページ）を飲む。

（5）シソの葉加ショウガ湯を飲む。

【シソの葉加ショウガ湯】

〈材　料〉シソの葉、おろしショウガ、熱湯

〈作り方〉

① シソの葉を火であぶり、葉がパリパリになったら手でもんで、湯のみ茶碗に入れる。

② ①にすりおろしショウガをガーゼでしぼり、約10滴加え、熱湯を入れて、湯のみ茶碗いっぱいにして飲む。

（6）腹巻きをする。

（1）から（6）の1つでも2つでも励行する。

肝炎、脂肪肝

肝臓は体内で発生した有害物質を解毒する臓器だ。食べすぎ、食生活の偏りなどにより腸内に有害物質がたまると、解毒臓器である肝臓に負担をかけることになり、ウイルス、アルコール、薬剤などに対する抵抗力が落ち、肝炎を発症しやすくなる。

西洋医学ではウイルスなどが肝炎の原因とされているが、それらは引き金にすぎず、実際は過食や動物性食品の過剰摂取、便秘などにより過剰な老廃物の解毒を強いられた「肝臓の疲労」が真因だ。

なお、肝臓の細胞にたまった脂肪が肝臓全体の10%を超えると脂肪肝と診断される。もっとも多いのは栄養の過剰摂取による脂肪肝で、放置すると肝炎と同じような症状を発症する。対策は肝炎に準じるが、運動や減量を心がけることが大切だ。

▼対処法

（1）過食、特に動物性食品の過剰摂取を控える。

（2）エビ、カニ、イカ、タコ、シジミ、アサリなど魚介類は、強肝作用を有するタウリンを含むので積極的に食べる。

（3）ニンジン・リンゴジュース（50ページ）にキャベツ（100g）を加えたものを1日2〜3回に分けて飲む。朝食代わりの場合は1日1回でもよい。キャベツに含まれるビタミンUにも強肝作用がある。

（4）肝臓が位置する右上腹部からみぞおちの部分に、1日1〜2回、ショウガ湿布（129ページ）を当てて、肝臓への血流をよくする。

（5）便秘をしない生活（140ページ）を心がける。

（6）腹巻きを常時着用する。

（1）から（6）の1つでも2つでも励行する。

胆石、胆のう炎

胆石は肝臓で作られる胆汁の成分が凝縮して硬くなり、肝臓から十二指腸に通じる胆道に石ができる病気だ。特に胆汁を濃縮する作用を担った胆のうにできやすい。胆のう炎は胆のうに炎症が起こる病気だ。胆のう炎を繰り返すと胆石ができやすくなり、胆石があると胆のう炎になりやすい。もともとの原因は胆汁が濃すぎることと、水分、ビタミン類が不足していることにある。

また、腹部が冷えていると硬い「石」ができやすい。胆石がある人は、腹部が冷えている証拠である。なぜなら、すべての物質は「冷えると硬くなる」のだから。

右上腹部の腹痛、吐き気、嘔吐、黄疸などが特徴的な症状で、胆のう炎は発熱を伴う。

胆汁の流れをよくしたり、血液中のコレステロールや老廃物を少なくしたり、腹部を温めることが大切だ。

▼対処法

（1）胆汁の流れをよくするタウリンを含む、エビ、イカ、タコ、貝類を積極的に摂る。

シジミやアサリの味噌汁を飲むとよい。

（2）胆石の主成分はコレステロールであるし、胆汁は煎じつめれば血液から作られるので、血液中のコレステロールを低下させる必要がある。肉、卵、牛乳、バターなどの高脂肪食を控え、魚、魚介類を摂り、食物繊維の多い食物で便通をよくすることも大切だ。

（3）ヨーロッパにはレモン（1／2～1個分）にお湯を注いだレモン汁を飲むという民間療法がある。

（4）ニンジン・リンゴジュース（50ページ）に、セロリ（100g）またはホウレン草（100g）を加え、1日2～3回に分けて飲む。朝食代わりの場合は1日1回でもよい。セロリは「硬いもの」を溶かす作用と強肝・利胆作用がある。

（5）胆石の場合は腹巻きをして腹部を温める。ショウガ湿布（129ページ）を右上腹部に当てて胆汁の流れをよくする。

（1）から（5）の1つでも2つでも励行する。

Ⅲ　代謝の衰えによる病気

代謝とは、胃腸から吸収された栄養素が血液とともに全身の細胞に送られ、各細胞が活動するために利用された後、発生した老廃物が血液に戻されて、腎臓や肺から尿や呼気として排泄されるまでの過程をいう。

年齢とともに体温が低くなって代謝が衰えてくると、排泄力がまず低下し、また細胞レベルでの利用、燃焼が悪くなり、脂肪や糖、尿酸ほか老廃物が動脈の内壁、内臓や皮下、関節などに沈着していく。

肥　満

肥満というと、体脂肪の量を気にする人が多い。体脂肪の量はどんなに多くても30％台だ。これに対し、水分は体重の60〜65％にもなる。

西洋医学では、肥満は食べすぎによるカロリーの過剰摂取が原因と決めつけられている。しかし、漢方では肥満は代謝の障害であり、もっと端的にいえば、「排泄の低下」、特に水分の排泄の低下が原因と考える。

排泄の低下をもたらすのは、体温の低下だ。体温が1℃下がると約12％代謝が下がる。つまり、36・5℃よりも体温が低い人は太りやすいので注意が必要だ。

▼対処法

（1）体を温める陽性食品を摂る（51ページ）。生野菜、ケーキ、パン、南方産のフルーツ、バナナ、パイナップルなどのフワッとしたものを食べると、体もフワッと太り、根菜、玄米、黒パン、小豆、北方産フルーツ（リンゴ、サクランボなど）、塩など、硬いものを食べると、体も引き締まる（相似の理論、56ページ）。

（2）食物繊維を多く含む、海藻類、豆類、イモ類、ゴマ、玄米、コンニャクなどを十分に摂って、腸内にだぶついているコレステロール、脂肪、糖を大便とともに排泄する。

（3）血行をよくして代謝を促進し、発汗や排尿を促すアリウム属のニラ、ニンニク、ネギ、タマネギを積極的に食べる（67〜75ページ）。

（4）ショウガ紅茶（48ページ）を1日3杯以上飲む。

（5）ニンジン・リンゴジュース（50ページ）にキュウリ1本（100g）を加えたもの

を1日2～3回に分けて飲む。朝食代わりの場合は1日に1回でもよい。キュウリは、利尿作用の強力なイソクエルシトリンを含む。

（6）労働やスポーツで筋肉を動かす。

（7）入浴、サウナなどで体熱を上げ、発汗を促す。

（1）から（7）の1つでも2つでも励行する。

動脈硬化、高血圧、脳梗塞、心筋梗塞

「人は血管とともに老いる」（オスラー博士）といわれる。血管の内壁に血液中の中性脂肪やコレステロール、尿酸などの老廃物が沈着していくと、血管壁が硬くなり、血管の内腔が細くなっていく。この状態が動脈硬化だ。

血管が細くなると高血圧になりやすくなるうえに、血栓（血のかたまり）ができやすくなる。

脳の血管に血栓が詰まったり、心臓の冠動脈に血栓が詰まると、脳細胞や心臓の筋肉に酸素、栄養、水分が送られなくなって、細胞が死滅してしまう。これが脳梗塞や心筋梗塞だ。

加齢とともに下半身の筋力が衰えると、筋肉に存在している毛細血管の数も減ってしまい、下半身の血液が上半身に移動して、血圧が上昇し、さらにそれが高じると、脳に血が昇り（溢れ）、脳梗塞や脳出血を引き起こす。

▼対処法

（1）ウオーキング、スクワット（104ページ）など運動を習慣づけて下半身の筋力を鍛え、血液を下半身に保持する。

（2）全身浴をした後の半身浴、足浴などを行い下半身の血流をよくする。入浴で体を温めると血栓溶解酵素のプラスミンの産生が増す。

（3）肉、卵、牛乳、バター、マヨネーズなど動脈硬化を促進する高脂肪食品を控え、血栓を防いで血圧を下げるEPAを多く含む青魚、タウリンの豊富な魚介類を積極的に摂る。

（4）血管を拡張し、血液をサラサラにして血栓を防ぐ、ニラ、ニンニク、ネギ、タマネギなどアリウム属の野菜（67〜75ページ）を積極的に摂る。

（5）納豆を大いに摂る。納豆に含まれるナットウキナーゼには血栓を溶かす作用がある。

（6）適度なアルコールは血栓を予防するので、飲める人は適酒を心がける。適酒により、血栓を防ぐウロキナーゼの血管内皮細胞での産生が高まる。

（7）ニンジン・リンゴジュース（50ページ）にセロリ（100g）またはパイナップル

（100g）またはレモン（100g）を加え、1日2～3回に分けて飲む。朝食代わりの場合は1日1回でもよい。セロリに含まれるピラジンは血栓を溶かす作用が強く、パイナップルに含まれるブロメリンは、血管内壁に沈着しているタンパク分解産物を溶かす。レモンのビタミンPは動脈内壁を強くし、動脈硬化、血栓症を防ぐ。

（1）から（7）の1つでも2つでも励行する。

糖尿病

糖尿病は病的老化を促進させる要因となる。糖尿病の患者には、上半身に比べて下半身が極端に細い人が多い。腎虚（84ページ）の状態だと糖尿病が起こりやすくなり、糖尿病になると腎虚になるという関係がある。

糖尿病は膵臓から分泌されているインスリンというホルモンが不足したり、効きが悪くなったりして起こる。

インスリンは糖が細胞に取り込まれるときに必要で、不足したり、効きが悪くなると、血液中に糖が十分にあっても細胞に取り込まれにくくなる。そのため、エネルギー不足に陥って全身がだるくなる。

さらに、血液中の糖が多くなるので、糖分を好餌（こうじ）とする病原菌が増殖しやすくなり、肺炎、結核、膀胱炎、皮膚炎などにかかりやすくなる。また、白血球の病原菌に対する免疫力が低下して、ありとあらゆる病気にかかりやすくなる。

高血糖状態が続くと、目の網膜や腎臓の毛細血管、神経に栄養を送っている血管がボロボロになり、網膜症から失明、糖尿病性腎症から腎不全（人工透析）、知覚の異常や運動麻痺が起こりやすくなる。

糖尿病は増加し続けており、今や日本人の国民病といってもよいくらいだ。先にも述べたが、糖尿病の患者は、上半身は太っているのに下半身が極端に細い。下半身の筋肉が少なくなると筋肉が十分に糖を消費できず、高血糖状態を招く。つまり、糖尿病の予防治療には下半身を鍛えることが肝要だ。

▼対処法

（1）海藻類、コンニャク、玄米など食物繊維を多く含む食べ物を摂り、腸から血液への糖分の吸収を妨げる。

（2）ニラ、ニンニク、ネギ、タマネギなど、グルコキニンを含み、血糖を下げる作用があるアリウム属の野菜（67〜75ページ）を積極的に摂る。

（3）ニンジン・リンゴジュース（50ページ）にタマネギ（50g）を加えて飲む。

（4）糖を下げる作用のある山芋を積極的に食べる。

（5）トロロそば、麦トロごはんなどを常食する。そばに含まれるバナジウムには血糖降下作用がある。

（6）ウオーキング、スクワット（104ページ）で下半身を鍛える。

（7）入浴、サウナなどで、体を温めると血液中の糖分の燃焼が促される。

（1）から（7）の1つでも2つでも励行する。

痛風

風がそよいでも痛いという意味から「痛風」という病名がついた。

痛風の原因となる尿酸は、尿とともに排泄されるべき血液中の老廃物だ。食生活が欧米食に偏っていたり、水分をあまり摂らなかったり、運動不足で発汗が少ない人は尿酸がたまりやすく、高尿酸血症を引き起こす。尿酸があちこちの関節に沈着して炎症を起こすと、痛風発作を引き起こす。

尿酸は肉類、モツ類、ビールなどに多く含まれるプリン体が分解されるときにできる最終物質だ。

これらを多く摂っていると発症しやすい。また、アルコールの飲みすぎは尿酸の尿からの排泄が阻害されるので、痛風が起きやすくなる。

激しい運動は筋肉細胞を破壊し、かえって尿酸の産生を促すので、運動はゆっくりしたウオーキングなどがよい。

▼対処法

（1）尿酸の排泄を促す黒酢、梅酢をしっかり摂る。

（2）尿をアルカリ性に傾けて尿酸の排泄を促すキャベツとワカメのサラダを食べる。

（3）ニンジン・リンゴジュース（50ページ）にセロリ（100g）またはキュウリ（100g）を加え、1日2〜3回に分けて飲む。朝食代わりの場合は1日1回でもよい。セロリは尿酸の骨関節への沈着を防ぐし、キュウリは排尿を促して尿酸の排泄を高める。

（4）両足首より下を43℃以上の湯（冷めたら湯をときどきつぎ足す）に20〜30分つける足浴を1日1〜2回行い、下半身の血流をよくする。尿酸が足指の内部に沈着するのは、足の体温が約25℃と低体温であるからだ。

（1）から（4）の1つでも2つでも励行する。

腎臓病、尿路結石

腎虚（84ページ）の人の場合、若くても腎臓病、尿路結石、インポテンツ、前立腺の病気を起こしやすい。腎虚の人は下半身を強くする根菜類をしっかり食べるとよい。

腹部から背中にかけての痛み、血尿が尿路結石の主な症状だ。尿の中に老廃物が多くなり、尿の流れがスムーズにできなくなると老廃物がかたまって結石ができる。尿は血液をろ過して作られるので、血液の汚れが大元の原因だ。

ほかに、尿路感染症（膀胱炎、腎盂腎炎）などがある場合、痛風で尿酸が大量に作られたりしたとき、血液中のカルシウムが増えすぎたときも尿路結石ができやすくなる。

たんぱく質の過剰摂取は尿酸をはじめ、尿中の老廃物を増やすので高たんぱく食を摂りすぎないほうがよい。牛乳はたんぱく質、カルシウムが多いので結石症の人は少なめにしたほうがよい。

▼対処法

（1）下半身を強くする根菜類を摂る。特にゴボウ（60ページ）、山芋（62ページ）がおすすめ。

（2）利尿作用の強い小豆を赤飯にしたり、ゆで小豆（141ページ）にして毎日食べる。

（3）ニンジン・リンゴジュース（50ページ）にセロリ（100g）またはキュウリ（100g）を加え、1日2〜3回に分けて飲む。朝食代わりの場合は1日1回でもよい。セロリは「溶かす」作用が、キュウリは「排尿を促す」作用が強力だ。

（4）半身浴をしたり、背中の腎臓の位置にショウガ湿布（129ページ）を施す。

（1）から（4）の1つでも2つでも励行する。

Ⅳ　体内の水分過剰（水毒）で起こる病気

頻脈、不整脈、動悸、パニック症候群

「頻脈、不整脈」は西洋医学では、さまざまな検査機器を使って調べても、心臓になんの異常もないことが少なくない。

体が冷えていたり、体内に余分な水分がたまっている人は、多量の発汗をしたり、脈拍を速くすることで体を温めたり、体内の余分な水分を捨てようとする。脈が10増えると、体温が約1℃上昇する。これが頻脈、不整脈である。また、ときに、叫びたくなったり、気が遠くなったりする。これが「パニック症候群」である。

頻脈や不整脈はたいてい安静にしているときに起こる。体を動かしているときには筋肉が水分を消費し、体温も上昇するから起こりにくい。もし、頻脈や不整脈の原因が心臓なら、動いたときに、より強く異常が現れるはずである。

検査しても心臓をはじめ異常が見つからないときには、水毒の症状と考えてよいだろう。水毒の場合、腹部が冷たい、下半身が太っている、排尿回数や排尿量が少ない、汗が

多いといった症状が見られる。

不整脈があると、心臓の内壁に血栓ができやすく、それが脳にとんで脳梗塞を引き起こすリスクが高くなる。早めに水毒の解消をおすすめする。

▼対処法

（1）緑茶、コーヒー、清涼飲料水など、体を冷やす余分な水分摂取をやめる。

（2）入浴、サウナ、運動、ショウガ風呂、ニンニク風呂、塩風呂（128ページ）などで発汗を促す。

（3）ニンジン・リンゴジュース（50ページ）にキュウリ（50g）またはタマネギ（50g）を加え、1日2〜3回に分けて飲む。朝食代わりの場合は1日1回でもよい。キュウリは利尿作用が、タマネギは冠動脈を拡張して、心筋の働きをよくする作用が強力だ。

（4）ゆで小豆（141ページ）を水分といっしょに毎日食べる。「小豆」には強心・利尿作用がある。

（5）頻脈・不整脈・動悸・パニック症候群が起きたときに「こわい病気」と思うと不安

が不安を生み、ますます悪化する。「たかが水毒」と念じながら腹式呼吸をして息を長めに吐き心を落ち着かせる。吐く息を長くすると、副交感神経が優位に働き、心拍数が低下する。

（1）から（5）の1つでも2つでも励行する。

心不全、むくみ

心臓の力が落ちてくる（心不全）と、心臓が全身へ血液を送り出す力と、全身から血液を引き戻す力が弱くなる。

すると、全身を流れている血液の心臓への還流が悪くなり、血液が滞り、血管壁から水分が漏れだしてむくんでくる。（下肢のむくみ、肺水腫、うっ血肝……）

そのため、心不全になると利尿剤を治療で用いることになる。心不全の特徴的な症状がむくみであるからだ。心不全になると1日500gから1kgも体重が増えることがある。それは、体内に水分がたまるからである。

体内に多すぎる水分があると、肥満（水太り）、むくみ、肩こり、頭痛、めまい、耳鳴りなど水毒の症状（45ページ）なども起こりやすくなる。

水分を摂るときには、水、緑茶、麦茶、コーヒー、清涼飲料水などの体を冷やし、排尿を悪くするものをやめ、ハーブティー、紅茶、ショウガ紅茶など、体を温めて利尿作用が強いものを摂るようにする。

▼対処法

（1）ゆで小豆（141ページ）を水分といっしょに毎日食べる。

（2）スイカ糖（スイカの果汁を鍋に入れ、とろ火で長時間煮詰め水アメ状にしたもの。冷蔵庫で保存する）を1日2〜3回湯に溶かして飲む。スイカのイソクエルシトリンには、強力な利尿作用がある（市販品もある）。

（3）ショウガ紅茶（48ページ）を1日に2〜4杯飲む。

（4）ニンジン・リンゴジュース（50ページ）にキュウリ（100g）またはタマネギ（50g）を加え、1日2〜3回に分けて飲む。朝食代わりの場合は1日1回でもよい。キュウリには利尿作用が、タマネギには強心利尿作用がある。

（5）卵醤（らんしょう）（卵の黄身だけを茶碗に入れ、黄身と同量の醤油を加えてかき混ぜる）を2日に1回飲む。強壮・強心作用が強いので、毎日は飲まないこと。

（1）から（5）の1つでも2つでも励行する。

コラム　心臓発作のリスクを激減させる方法

米国のボストン大学とスウェーデンのカロリンスカ研究所の研究員が、2万4444人の健康記録を分析したところ、次の①～⑤を実践している人は92%、①②だけを実施している人でも50%も、「心臓発作のリスク」が低下することがわかった。

「92%低下する」ということは、ほとんど心臓発作は起こらないということと同じである。その条件とは次のような内容だ。

① 1日グラス1／2杯以下のワイン相当の飲酒
② 果物、野菜、全粒粉穀物（黒パン、玄米など）、魚を主とする食事
③ 1日30分のウオーキングと週1回のレジスタント（負荷のかかった筋肉）運動
④ ウエストがヒップより85%以下の体型
⑤ たばこは吸わないか、1年以上やめている

低血圧、めまい、耳鳴り、緑内障

低血圧、めまい、耳鳴り、緑内障、これらはすべて代謝が悪く、体温が低い人に多い。つまり、水分の代謝が悪い、水毒の症状である。

低血圧は収縮期血圧が100㎜Hg以下の状態を指す。朝起きるのがつらい、午前中体調が悪いなどの症状がある。ただ、血液検査上は白血球が少ないこと以外は異常がないことが多い。聴神経や小脳の病気以外の原因のはっきりしないめまいは、漢方でいう水毒が原因だ。

緑内障も、眼の中の眼房水の排泄が悪く、たまりすぎて眼圧が上昇する病気である。

これらに対しては、血行をよくして余分な水分の排泄を促すと改善する。

▼対処法

（1）牛乳、ビール、緑茶、コーヒー、清涼飲料水など余分な水分摂取をやめる。

（2）体を温める陽性食品を積極的に食べる（51ページ）。

（3）生野菜のサラダを避け、ゴボウ、ニンジン、レンコンなどの根菜類を摂る。

（4）ショウガ紅茶（48ページ）、もしくはショウガ紅茶にシナモンを加えたものを1日に最低3回飲む。シナモンには脳や内耳の血行をよくする作用がある。
（5）利尿作用が強いゆで小豆（141ページ）を、水分といっしょに毎日食べる。
（6）ニンジン3本（約600g）の生ジュースか、ニンジン1本（200g）、リンゴ1個（150g）、タマネギ（50g）をジューサーにかけた生ジュースを1日2〜3回に分けて飲む。朝食代わりの場合は1日1回でもよい。タマネギには体を温める作用と強心・利尿作用がある。
（7）ウオーキング、筋力トレーニングで筋肉を鍛え、血行をよくして発汗・排尿を促し、体温を上げる。
（8）ショウガ風呂、ニンニク風呂、塩風呂（128ページ）に入る。全身浴のあとの半身浴も効果的。
（1）から（8）の1つでも2つでも励行する。

アレルギー性疾患

アレルギーの語源はギリシャ語の「変わった（allos）」「働き（ergo）」からきていて、「変わった反応」という意味がある。

卵、そば、牛乳、キウイといった特定の食べ物や、花粉、ダニ、ハウスダストなど、特定の物質（アレルゲン）が引き起こす病気（花粉症、アレルギー性結膜炎、ぜんそく、アトピー性皮膚炎など）の総称である。

アレルゲンとされるものも、健康な人であればなんの症状も起こさない。本来は反応しなくてもよい、体に無害なものにまで過剰に反応して起こるのがアレルギー症状だ。体に害をもたらす病原菌や有害物質をやっつけるはずの免疫反応が、本来は無害な特定のアレルゲン（人によって異なる）に過剰に反応して、気管支のけいれん、ぜんそく、湿疹が引き起こされると考えられる。

漢方では、これらアレルギーの症状は、体内の余分な水分が排泄されている反応と考える（「アレルギー性結膜炎＝涙」「鼻炎＝鼻水・くしゃみ」「ぜんそく＝水様たんの喀出（かくしゅつ）」…など）。アレルギー性疾患の予防、改善にはまず体内の余分な水分の排泄を促す必要がある。

▼対処法

（1）体を冷やす陰性食品は避け、体を温める陽性食品（51ページ）をしっかり摂る。

（2）アレルギー症状を抑える作用がある、ニラ、ニンニク、ネギ、タマネギなどアリウム属の野菜（67〜75ページ）を積極的に摂る。

（3）ウオーキングやスクワット（104ページ）、塩風呂（128ページ）で血行をよくして体を温め、発汗、利尿を促す。

（4）ショウガ紅茶（48ページ）もしくはショウガ湯（136ページ）を飲んで排尿を促す。

（5）夏は海水浴に行って、太陽の熱と海の塩で体を芯から温める。

（6）ぜんそくにはニンジン・リンゴジュース（50ページ）にキャベツ（100g）を加えた生ジュースを1日2〜3回に分けて飲む。朝食代わりの場合は1日1回でもよい。キャベツには、去痰作用と気管支の浄化作用がある。アトピー性皮膚炎の人はキャベツの代わりにゴボウにするとよい。水分の摂りすぎはよくないので、ジュースを飲むときには運動、入浴などで汗をかくことが前提条件。
（1）から（6）の1つでも2つでも励行する。

V　女性の病気、女性に多い病気

生理不順、生理痛、更年期障害

西洋医学では、生理不順、生理痛、更年期障害（動悸、息苦しさ、肩こり、発汗、のぼせ、顔のほてり、イライラ、不安、不眠、焦燥感などの不快な症状）は女性ホルモンの異常が原因と考えられている。漢方では、これらは女性に特有の下半身の冷えが原因と考える。

女性はもともとおなかが冷えやすい。特にへそより下が冷えていると、下腹部の血流が悪くなり、そこに存在する卵巣、子宮の機能が低下して女性ホルモンが作られにくくなってしまう。すると、ホルモンのバランスが乱れて、さまざまな症状が出現する。

加齢に伴って更年期を迎えると、少しずつ体温が下がり、閉経とともに体温低下が顕著になって、下半身が特に冷え、更年期障害の諸症状が出てくるようになる。

▼対処法

（1）血行をよくして瘀血（おけつ）を改善するセリ科の植物（セロリ、パセリ、ニンジン、セリ、アシタバなど）を積極的に摂る。

（2）ニンジン・リンゴジュース（50ページ）にセロリ（100g）を加えたものを1日2～3回に分けて飲む。朝食代わりの場合は1日1回でもよい。セロリに含まれるピラジンが血行をよくして、瘀血に効く。

（3）イソフラボン（女性ホルモンに似た物質）を含む大豆、黒豆などを黒砂糖で煮て食べる。納豆、豆腐、味噌汁も積極的に摂る。

（4）卵巣・子宮など、女性生殖器の働きをよくするアルギニンを含むゴボウをキンピラや味噌汁の具にして毎日食べる。

（5）造血作用、血液の浄化作用のある黒ゴマ塩（141ページ）をごはんにふりかけて食べる。

（6）コップに黒酢を入れ、そこに黒酢の半量の黒ゴマを加えて1か月放置したあと、毎日スプーン2～3杯飲む。

（7）婦人病に効く大根葉を干して刻み、ごはんといっしょに炊いたり、味噌汁に入れたりして食べる。

（8）腹巻きを常時着用する。全身浴後の半身浴、足浴などで下半身の血行をよくする。

（1）から（8）の1つでも2つでも励行する。

乳がん、卵巣がん、子宮体がん、子宮筋腫、卵巣のう腫

乳がん、卵巣がん、子宮体がんは、女性ホルモンが卵巣で過剰に産生・分泌されて起こる。女性ホルモンの原料はコレステロールなので、1960年代以降に欧米化した食生活が大きく関係している。

また、がん細胞は35・0℃でもっとも増殖しやすいので、体温が低い人ほど発症しやすいといえる。女性特有の冷えも、これらの病気を引き起こす要因となっていると考えてよいだろう。

〈乳がんのチェック方法〉

① 上半身が映る大きな鏡の前で両腕を脇に下げてリラックスして立ち、乳房をチェックする。チェックするポイントは「左右対称か」「どちらか片方が不自然にひきつれてないか」「左右の乳房の大きさ、形、向きが極端に違っていないか」など。

② ①の姿勢で両腕を上げた状態で乳房をチェックする。チェックするポイントは「どちらかの乳房にえくぼのようなくぼみやひきつれがないか」など。

③　仰向けに寝転んだ状態で乳房の状態を触りながらチェックする（④、⑤）。
④　片方の手を下げた状態で、もう一方の手の親指以外の指をくの字に曲げて、乳房の外側から軽く触れたり、もんだりしてしこりの有無をチェックする。
⑤　その後、腕をおろした状態で、脇の下のリンパの状態をもう一方の手の親指以外の4本指で軽く押すようにしてチェックする。
＊しこりがあった場合、乳がんか乳腺症（炎）が疑われる。

〈乳がんと乳腺症の見分け方〉

良性の場合

①　痛み（圧痛）と熱を伴うしこり（乳腺炎）
②　痛みはなくしこりが両側に存在する（乳腺症）
③　片方の乳房にしこりが数個存在する（乳腺症／ただし乳がんも否定できない）
④　しこりが周囲と癒着せず動く（乳腺症）
＊こうした場合は良性なので心配ないが、一度専門医に診てもらったほうがよい。

悪性（がん）の場合

①片方の乳房にだけしこりがあって痛みがない
②しこりが周囲の組織とくっついている。しこりの表面がデコボコしていて硬い
③しこりの付近の皮膚がひきつれていたり、乳頭の方向が違う
④痛みのないしこりが乳房の外側の上半部に存在する
⑤脇の下のリンパが腫れている

＊こうした場合はすぐに医療機関を受診するべきである。

▼対処法

（1）肉、卵、牛乳、バターなど高脂肪食を控え、和食中心の食事にする。

（2）日ごろから大豆、大豆製品をしっかり食べる。女性ホルモンに似た働きをする大豆イソフラボンは、女性ホルモンが過剰になって乳がん、卵巣がん、子宮体がんが発生しやすい状態になると、女性ホルモンの作用を阻止してがん予防に働くとされている。

（3）がんの予防や再発防止には、日ごろから乳房をマッサージしたり、かべ腕立て伏

せ、万歳運動など大胸筋を動かす運動をするとよい。乳房は胸部から突出し、しかも脂肪の多い器官なので体温が低い。この「低体温」も乳がんの原因のひとつである。

（4）上半身の血行をよくする葛根湯を「保健薬」として常用する（医師か薬剤師に相談して処方してもらう）。

（5）下腹部の冷えが原因のひとつと考えられる子宮筋腫、卵巣のう腫の予防や再発防止には、下腹部にショウガ湿布（129ページ）を施したり、腹巻きを常時着用するとよい。半身浴や足浴、腹筋運動でへそから下の下半身を温めるのも効果的。

（6）下半身の血行をよくする「当帰芍薬散（体力のない人向き）」、「桂枝茯苓丸（体力中程度の人向き）」、「桃核承気湯（体力のある人向き）」などの漢方薬を常用するのもよい（医師か薬剤師に相談して処方してもらう）。

（1）から（6）の1つでも2つでも励行する。

貧　血

赤血球が少ない状態を貧血と呼ぶ。白血病、がん、再生不良性貧血などによる貧血など、さまざまな種類があるが、もっとも多いのは血液中の鉄分が不足する「鉄欠乏性貧血」だ。

鉄欠乏性貧血に成人になってからかかった場合には、胃潰瘍、十二指腸潰瘍、子宮筋腫による月経過多、痔などによる出血が疑われる。

こうした病気が存在しないのに、いつも貧血傾向がある人は「陰性体質」であるといえよう。爪が蒼白で、割れやすい、へこんでスプーンのようになっている（スプーン状爪）などがある場合は、鉄欠乏性貧血が疑われる。

▼対処法

（1）ごはんに黒ゴマ塩（141ページ）をふりかけて食べる。黒ゴマには鉄分が豊富。

（2）赤血球を作るときに必要な鉄分とビタミンB_{12}を多く含むシジミを積極的に食べる。体を温める味噌も入った「シジミの味噌汁」は特におすすめ。

（3）鉄の含有量が多いホウレン草、パセリを常食する。
（4）魚は白身より赤身やカツオの血合いなどを食べる。肉はマトンが鉄を多く含む。レバーも鉄分が多い。レバニラ炒めはおすすめ。
（5）ニンジン・リンゴジュース（50ページ）にホウレン草（300g）を加えた生ジュースを1日2～3回に分けて飲む。朝食代わりの場合は1日1回でもよい。
（6）スクワット運動（104ページ）やアイソメトリック運動（107ページ）で筋肉をつける。筋肉はたくさん鉄を貯蔵しているので、筋肉をつけると鉄分を保持できる。

（1）から（6）の1つでも2つでも励行する。

甲状腺の病気

甲状腺は首の前側に存在し、新陳代謝を促すサイロキシンというホルモンを分泌している。

甲状腺の働きが亢進(こうしん)してサイロキシンが多く分泌されると、新陳代謝がよくなりすぎて、イライラ、ドキドキ、発汗、発熱、下痢、体重減少など、甲状腺機能亢進症（バセドウ病）の症状が現れる。

逆に、サイロキシンの分泌が低下すると、むくみ、便秘、動きたくない、考えたくない、体温低下といった甲状腺機能低下症（橋本病など）の症状が出てくる。

自然医学的に考えると、両方とも冷えが原因で、冷え症がそのまま症状として現れたのが甲状腺機能低下症で、それを改善しようとして甲状腺の機能が亢進した状態が甲状腺機能亢進症だ。

▼対処法

（1）甲状腺機能低下症の人は、体を温める陽性食品（51ページ）をしっかり摂り、ウオーキング、運動、入浴、サウナなどで体を温める。ショウガ紅茶（48ページ）を1日2～4杯以上飲む。

（2）バセドウ病の人はニンジン・リンゴジュース（50ページ）にパセリ（50g）またはシソ（50g）を加えた生ジュースを1日2～3回に分けて飲む。朝食代わりの場合は1日1回でもよい。パセリはホルモンのバランスを整える作用が、シソには鎮静作用がある。

1つでも励行する。

Ⅵ　精神の不調による病気

うつ、神経症、自律神経失調症

うつ病や自殺者（約90％がうつ病か、うつ状態といわれる）は、ハンガリー、フィンランドなどの北欧や、秋田県、新潟県、岩手県、青森県など寒い地方に多い。また、うつ病は11月から3月にかけて、寒い季節にもっとも発症しやすい。

うつ病の人は体温や気温が低い午前中の体調は最悪で、体温と気温が上昇する午後になると少し調子がよくなる。

このことからも、精神の不調による病気は「冷え」が関係していることがわかる。よって、端的にいうとうつ病、神経症、自律神経失調症など精神的な不調は、平均体温が36・5℃に満たない人に発症しやすいといってよいだろう。

〈うつ病の症状〉

①　やる気がなくなる

②　1日中気分が落ち込む

③ 物事に興味や喜びを感じなくなる
④ 睡眠が浅く、夢を多く見るようになり、早朝覚醒する
⑤ 食欲が落ち、体重が減る
⑥ 仕事の能力が落ち、ミスが多くなる
⑦ 考えがまとまらず集中力、決断力がなくなる
⑧ 自分はこの世に存在している価値がないと思う
⑨ 励まされるとあせってかえって悪化する
⑩ 死にたいと思う

▼対処法

（1）陰性食品は控え、陽性食品を中心に食べる。（51ページ）

（2）味噌汁にすりおろしショウガを入れたり、シソの葉の天ぷらや漬物を食べるなど、漢方で「気を開く（うつ気をとる）」とされるショウガとシソの葉を存分に食べる。

（3）ショウガ湯（136ページ）、またはショウガ紅茶（48ページ）を1日2～3回以上飲む、シソの葉加ショウガ湯（147ページ）を1日1～3回以上、もしくはシ

ソの葉10ｇをコップ１杯の水で半量になるまで煎じたものを１日３回に分けて飲む。

（４）ニンジン・リンゴジュース（50ページ）にシソ（50ｇ）を加え、１日２～３回に分けて飲む。朝食代わりの場合には１日１回でよい。

（５）ショウガ風呂、ニンニク風呂、塩風呂（128ページ）につかり、体を温める。

（６）ウオーキングや筋力トレーニングで体温を高める。

（７）屋外で運動して、１日最低15分太陽光を浴びると、うつ病に効果のあるセロトニンの脳での分泌が促される。

（１）から（７）の１つでも２つでも励行する。

不眠症

不眠症の原因は、脳の覚醒を促す神経の疲労やコーヒー、暑さや寒さなどの環境のほか、かゆみ、痛み、頻尿など身体的条件などが挙げられるが、私の長年の診察の経験からすると、冷え症の人ほど不眠症になりやすい傾向が強い。

手足が冷えると頭に血が上り、脳内の血液が多くなって脳の神経が休まらない。

小春日和のぽかぽかした日の昼下がりにむしょうに眠くなったり、冬場の足下からくる電車の暖房でこっくり船をこいでしまうのは、手足が温まっているからこそ脳の充血もなくなり、心地よい眠りにつけるという証左である。

▼対処法

（1）日中にウオーキングなどで体温を高め、体を適度に疲れさせる。

（2）入浴は全身浴後の半身浴で下半身を温めて、脳の「充血」を下半身に下げる。

（3）ショウガ風呂、ニンニク風呂、塩風呂（128ページ）に入って、体を芯から温める。

(4)就寝中、特に冬場は湯たんぽを使って、「頭寒足熱(ずかんそくねつ)」を作り出す。

(5)タマネギ1～2個を細かく刻んで枕元に置いて寝ると、タマネギから出る臭気が鼻粘膜から血液に入り、脳細胞を鎮静化して安眠を促す。

(6)ショウガ1～2個を薄切りにした物を枕元に置いて寝ると、ショウガから出る臭気が安眠を促す。

(7)シソの葉加ショウガ湯(147ページ)を就寝前に飲む。シソには鎮静作用がある。

(8)ネギとシソを入れた温かいスープを寝る前に飲む。

(9)就寝前や就寝中は、腹巻きをしたり、カイロなどを肝臓のある右上腹部に当てて、肝臓に流れる血流を増やす。肝臓の血流がよくなると安眠作用を発揮するセロトニンの原料となるL－トリプトファンの産生や分泌が高まる。低温やけどをしないよう注意する。

(1)から(9)の1つでも2つでも励行する。

がん

がんによる死者数は2020年には約38万人に達し、1981（昭和56）年以降日本人の死因の第1位に居座り続けている。

がん細胞は35・0℃でもっとも増殖し、39・6℃以上になると死滅する、とされている。つまり、低体温はがんを発症する大きな要因となっていることを意味している。

それを示すように、がん細胞は心臓、脾臓、小腸など体温の高い臓器には発生しない。逆に、食道、胃、大腸、肺、子宮など、中空であるゆえに細胞が少なく、しかも外界とつながっていて、冷えやすい臓器にはがんが多発している。乳房も胴体より突出して冷えやすいので、乳がんも起こりやすいといってよい。

ドイツのブッシュ医博が、1866年に世界ではじめて発表したがんの自然治癒例によると、がんに罹患したあとで治癒した人全員が、肺炎にかかって発熱した人だったという。以後、発熱によってがんが治った症例はいくつも認められ、ヨーロッパの自然療法病院ではがん患者を45℃くらいの熱い風呂に入れたり、アルミホイルのようなもので体を包み、熱を加えて体を温めるという温熱療法が行われてきた。

また、ヨーロッパの自然療法病院では昔からがんの治療にニンジンジュースを用いてきた。今でも多くの自然療法病院での治療の主役はニンジンジュースだ。ゲルソン療法で有名なマックス・ゲルソン博士の娘シャルロッテさんが経営されていたメキシコ、ティファナにある自然療法病院でも、１日に、グラス13杯のニンジンジュースをがん患者に飲ませて治療の一助としていた。

日本肺癌学会の元会長・和田洋巳（わだひろみ）京大名誉教授のがん予防法が、毎朝一杯飲むニンジンジュースであるという（日刊ゲンダイ・２００９年6月3日号より）。ニンジンに含まれるカロテンはがんの発生要因になる活性酵素を抑える。それがニンジンのがん予防効果の最大の要因である。

がんの予防、治療にはまず体を温めて体温を上げることが大切だ。

それには、食生活の改善、運動習慣、入浴などありとあらゆる方法で体を温める必要がある。

▼対処法

（1）次のような食生活を心がける。

・ひと口30回以上噛んで、少食（腹八分目）を心がける。満腹で太ったネズミは、少食でやせたネズミの5倍もがんになりやすいという実験がある。

・主食は玄米か白米に黒ゴマ塩（141ページ）をかけたものにする。体を温める作用と食物繊維による腸内の有害物質の除去作用、それにゴマのセサミンによる抗がん作用が期待できる。

・肉、卵、牛乳、バター、マヨネーズ、クリームなどが多い欧米型の食事を控え、和食中心の食事を心がける。

・海藻類、豆類、コンニャク、玄米など食物繊維が多い食べ物をしっかり摂って腸内環境を整える。

・1日2食以下の少食にする。朝はニンジン・リンゴジュース（50ページ）にキャベツ（100g）を加えて作ったジュースを噛むようにして飲む。このジュースで冷えるなら、電子レンジで人肌程度まで温める。キャベツに含まれる「スルフォラファン」にはがん細胞の増殖を抑える働きがあり、傷ついた細胞も修復する作用もあり、また免疫力を高める。

・昼食はとろろそば、夕食は玄米食にして、副菜に海藻入りの味噌汁、梅干し1～2個、大根おろし、ヒジキの炒め物を必ず食し、ほかに根菜類、豆類、魚介類から1～2品摂る。

（2）がん細胞は熱に弱いので、ウオーキングや筋力トレーニングを習慣づけ、入浴やサウナ浴で体を温める。

（3）感謝の心を持ち、物事のよい面を見る。笑う、信仰心を持つ、人のために尽くすなどのポジティブな気持ちはNK細胞というがんに効果的な免疫細胞を活性化させ、免疫力を高める。

（4）がんの患部とおなかにショウガ湿布（129ページ）を1日1～2回施す。

（1）から（4）の1つでも2つでも励行する。

Ⅷ　老化による症状・病気

認知症

日常生活に支障をきたしているかどうかによって、老化による生理的なぼけか、病的なぼけかに分類できる。

〈老化による生理的なぼけ〉

① 物忘れがひどい、他人の名前が思い出せない
② 海外旅行に行った先の都市名が思い出せない
③ 昨日の夕食の内容が思い出せない
④ 大事な商談や会議の時間を忘れる
⑤ 他の人に自分の意見を述べているときに、何が言いたかったのか忘れる
⑥ 今日の日付を忘れてしまって、すぐに出てこない

〈病的なぼけ〉

①　家族の名前が思い出せない
②　海外旅行に行ったこと自体忘れている
③　昨日の夕食をとったかどうか思い出せない
④　大事な商談や会議の約束をしたことすら忘れている
⑤　他の人に自分の意見を述べているときに、最後につじつまの合わないことを言ってもおかしいと思わない
⑥　まったく違う年月の日付を言う

脳細胞は20歳を過ぎると毎日10万個ずつ減少していくうえに、脳細胞は生まれたときから増えない。そのため、年をとったらぼけるのは当たり前だと思われていた。

ところが、1998年に米国カリフォルニアのゲージとスウェーデンのエリクソン博士が、脳にある神経幹細胞が分裂して脳細胞が増殖することをつきとめた。神経幹細胞は運動や遊びによって増殖するのだそうだ。特に運動をして筋肉を動かすと記憶を司る「海馬（かいば）」の細胞が増えることが立証された。

最新の研究では、脳の司令塔である「前頭前野」の活動が衰えることがぼけ（認知症）の最大の要因であることがわかった。つまり、認知症を予防するには、前頭前野を刺激すればよい。

▼対処法

（1）前頭前野を活性化させる読書や計算をする。特に立位での読書は脳の血流を20％増加させる。

（2）咀嚼（そしゃく）しているときは脳に流れる血流が10〜20％増加するので、食事はよく嚙んで食べる。

（3）音楽は特に記憶を司る海馬を刺激する。音楽を聴いたり（モーツァルト、バッハ、ビバルディなどがおすすめ）、カラオケを歌おう。カラオケはストレス解消になり、免疫力アップにもつながる。

（4）第二の脳と呼ばれる手や指先を動かす。グーパー運動を、20回を1セットとして、1日に5セットほどやるとよい。

（5）左側の前頭前野を刺激する外国語の勉強もおすすめ。

（6）脳細胞の栄養源の糖分を摂るときには、ビタミンやミネラルも豊富に含む黒砂糖、ハチミツなどで摂る。

（1）から（6）の1つでも2つでも励行する。

アルツハイマー病

1世紀ほど前に、アルツハイマー博士が「急速に進む認知症」「うつ」「不安状態」のある女性患者を観察し、死後に脳を解剖したところ、脳に多くの斑点が存在した（老人斑）。その後、老人斑が見られ、脳血管の異常を伴わない認知症のことをアルツハイマー病と呼ぶようになった。

ただ、オレゴン大学の研究では認知症のなかった高齢者の約20％に老人斑が存在していたし、アルツハイマー病の多くの患者の脳に脳梗塞が存在し、脳梗塞で死亡する患者も多いことがわかってきた。

また、ごく最近の研究では、脳神経細胞の周辺に異常なたんぱくが沈着して、脳神経細胞が破壊されていたり、遺伝子の影響でかかりやすい人がいることもわかってきた。

大阪大学医学部の研究班によると、記憶を司る海馬と周辺の血行不良がアルツハイマー病に見られたそうだ。血液がすべての細胞を養っているのだから、血液の流れが悪いところに病気が現れるのは当然のことだろう。

アルツハイマー病の予防、悪化を防止する方法には次のようなものがある。

▼対処法

（1）一番ぼけにくいといわれる7〜7・5時間の十分な睡眠を毎日とる。

（2）毎日「新聞を読む」「日記をつける」「家計簿をつける」などの読み、書き、計算をすることで脳神経細胞の活性化をはかる。

（3）ウオーキングやスクワット（104ページ）のほか、種々のスポーツを継続的に行う習慣をつける。

（4）仕事をなるべく長く続け、退職後も趣味や新しいことに挑戦する。

（5）精神面を安定させ、やる気を出すセロトニンの分泌を促す。それにはセロトニンの原料となるトリプトファンを含む大豆、魚介類、胚芽(はいが)をしっかり摂る。トリプトファンが脳内に取り込まれるときに必要なブドウ糖を黒砂糖やハチミツで摂る。毎日30分以上のウオーキングをする。特に日光浴をすると効果的。

（6）脳の働きを活性化させる大豆イソフラボンを、最低でも1日50㎎（豆腐半丁、納豆1パック）摂る。

（7）カレーを食べる。カレーの黄色はクルクミンという色素。カレーを常食するインドではアルツハイマー病の発症頻度が米国の4分の1。

（8）よく遊ぶ。米国の「老年学」という雑誌によく遊ぶことがアルツハイマー病の予防、悪化防止に役立つと発表されている。

（1）から（8）の1つでも2つでも励行する。

パーキンソン病

脳でドーパミンという神経伝達物質が作られなくなって起こる。発症年齢の平均年齢は60歳で、全体では約1000人に1人の頻度で発症する。

主な症状は「手足のふるえ、特に安静時にふるえる（振戦）」「筋肉の緊張やこわばり（拘縮）」、「体の動きが鈍くなり、動くのに時間がかかる（無動）」の3つが大きく挙げられる。

ほかに、「顔の表情がとぼしい（仮面様顔貌）」「バランスがとりにくく、転倒しやすい（姿勢反射障害）」などがある。

▼対処法

（1）若いころから40歳くらいまでに週2回以上のジョギングなど強度の強い運動をする。米国の専門誌「神経学」で、それらの人の発症頻度は60％低下すると発表された。

（2）食事の量を減らす。ドーパミンが増えてパーキンソン病の予防や悪化防止につながる。米国国立老化研究所のイングラム博士が、40％減食させたネズミは、パーキンソン病が改善すると発表している。

（3）手足を動かしているときにはふるえず、静止時にふるえるのは、手足の筋肉をふるわせて体温を上げようとしている証拠。よって、日ごろ陽性食品（51ページ）をしっかり摂り、ウオーキングなどの筋肉運動を行い、入浴やサウナで体を温めることが大切。

（1）から（3）の1つでも2つでも励行する。

腰痛、変形性膝関節症

これらは下半身の筋力の低下が原因で起こる。

変形性膝関節症は主に老化によって膝の半月板（骨と骨のクッションの役割を果たす三日月型の軟骨）の変形や断裂が原因で起こる。膝のこわばり、痛みなどの症状があり、ひどくなると正座や歩行ができなくなる。

腰痛も変形性膝関節症も、スクワットなどで下半身の筋肉を鍛えるとよい。なお、痛みがあるときには、患部を温めて血行をよくしてあげよう。

▼対処法

（１）ショウガ風呂、ニンニク風呂、塩風呂（128ページ）に入って体を温める。

（２）腰や膝の痛む部分にショウガ湿布（129ページ）を施す。

（３）カイロ、温湿布を膝や腰に当てる。

（４）ニンジン２本（400g）、タマネギ（50g）をジューサーにかけた生ジュースを飲む。血管を拡張し、血行をよくして体を強力に温める。

（5）山芋酒（山芋200gを乾燥させて細かく刻み、グラニュー糖150gといっしょにホワイトリカー1・5ℓを入れた保存瓶に入れ、冷暗所で3か月間放置する）を就寝前に飲む。山芋は腎虚に効く。

（6）スクワット（104ページ）を毎日行う。スクワットで痛みが増すなら、もも上げ運動（106ページ）を行う。

（7）変形性膝関節症の人は、イスに腰かけて両足を上げて伸ばし、その後曲げるという動作を、1セット10回として、5~10セット行う。慣れてきたら回数とセット数を増やしていくとよい。膝に負担をかけず、下半身の筋力が鍛えられる。

（1）から（7）の1つでも2つでも励行する。

骨粗しょう症

骨粗しょう症は骨に細かな隙間ができ、「す」が入ったスカスカの状態のことだ。

骨は生きているかぎり再生と破壊を繰り返しているが、加齢によって再生する力が弱まったり、貯蔵されているカルシウムやリンの量が減ると骨粗しょう症になる。

患者のほとんどが65歳以上で、４人に３人は女性だ。女性は閉経すると骨の形成に必要な女性ホルモンの分泌が急激に減少することが影響している。

骨粗しょう症の主な症状は「背中や腰が痛む」「背中や腰が曲がる」「背が低くなる」「ちょっとした刺激で骨折する」などがある。

寝たきりの原因の第3位に転倒骨折があるように、骨粗しょう症は寝たきりを招くリスクを高くしてしまう。予防には骨を強化するのがなによりだ。

▼対処法

（1）フラミンゴ療法（交互に片足で1分間立つ）これを1日2回行う。1日に約2時間歩いたのと同じ強度が骨にかかることになるとされる。そのほか、ウオーキング、スクワット（104ページ）、アイソメトリック運動（107ページ）などで筋肉を鍛える。筋肉を強くすると、骨も強くなる。

（2）チーズ、小魚、魚介類、豆類、黒砂糖、ゴマなどカルシウムを多く含む食べ物を日ごろから常食する。大豆（納豆、豆腐、味噌……）には女性ホルモン様物質であるイソフラボンが含まれているので、女性にとっては骨粗しょう症予防に特に役立つ。

1つでも励行する。

精力減退、前立腺の病気、夜間頻尿

陰茎（ペニス）のことは「第3の足」とも呼ばれる。加齢によって下肢の筋肉が衰えると、陰茎の力も衰え病気にかかりやすくなる。

相似の理論（56ページ）からいうと、下半身に似ている根菜類を摂るとよい。また、ニラ、ニンニク、ネギ、タマネギなどアリウム属の植物（67〜75ページ）には興奮、催淫（さいいん）作用があることがわかっている。

前立腺は膀胱の近くにある男性生殖器で精液を作っている。1日中座っている人など前立腺を圧迫する時間が長い人は、前立腺肥大や前立腺炎が起こりやすい。また、前立腺がんの要因は男性ホルモンの過剰分泌である。

男性ホルモンの原料はコレステロールなので、コレステロールを多く含む肉、卵、牛乳、バターなどを控えめにするとよいだろう。

▼対処法

（1）山芋の入ったトロロごはん、トロロそばを常食する。

（2）滋養強壮食品である黒ゴマを積極的に摂る。黒ゴマ塩（141ページ）をごはんにかけて食べる。黒酢入り黒ゴマ（177ページ）を毎日スプーン2杯程度飲む。
（3）セックス・ミネラルの亜鉛を含む牡蠣を常食する。
（4）タマネギをみじん切りにして、カツオ節と醤油をかけて食べる。タマネギ・カツオ節はともに強壮・強精食物である。
（5）セックス・ミネラルである亜鉛を多く含むショウガで作る、ショウガ紅茶（48ページ）、ショウガ湯（136ページ）を愛飲する。
（6）ニンジン・リンゴジュース（50ページ）に、セロリ（100g）もしくはショウガ（15g）を加え、1日2〜3回に分けて飲む。朝食代わりの場合は1日1回でもよい。「セロリ」は、ヨーロッパでは催淫作用のある野菜として有名だ。
（7）ウオーキングやスクワット（104ページ）で、下半身の筋肉を鍛えて血行をよくする。
（8）医師と相談のうえ、八味地黄丸（はちみじおうがん）（56ページ）を処方してもらい服用する。
（9）ニンニク酒（ニンニク1／2個を刻んだもの、氷砂糖100g、ショウガ2かけ、刻んだミカンの皮1個分、ホワイトリカー1.8ℓを保存瓶に入れて3か月放置する）

を就寝前におちょこ2杯程度飲む。

（1）から（9）の1つでも2つでも励行する。

白内障

眼は常に紫外線にさらされているので、多量の活性酸素が作られる。活性酸素から水晶体を守るために、水晶体の表面には抗酸化作用が強いビタミンC、活性酸素を抑制する酵素が存在する。

西洋医学では、加齢とともにこれらが減っていくため白内障になると説明されているが、漢方では白内障も「腎虚（84ページ）」の症状のひとつとして考えられている。つまり、老化症状のひとつである。

白内障の症状は「目がかすむ、ぼやける」「まぶしい」「物が見えにくい」の3つである。ふつう、暗いところのほうが見えにくいものだが、白内障の場合は明るいところのほうがかえって見えにくい。

視力が0・7〜0・5に落ちて、日常生活に支障が出てきたら手術したほうがよい。手術はいたって簡単で、眼の表面にある角膜を3㎜ほど切り取り、そこから水晶体を破砕して取り出し、眼内レンズを入れるだけだ。手術時間は20分以内ですみ、入院は長くても2日ほどでよい。最近は日帰り手術も増えているようだ。

とはいえ、できれば手術をしなくてすむよう日常生活を変えてみるとよい。

▼対処法

（1）下半身を強化する根菜類を食べる。
（2）ウオーキング、スクワット（104ページ）で下半身の筋肉を鍛える。
（3）医師と相談のうえ、八味地黄丸を処方してもらい服用する。

（1）から（3）の1つでも2つでも励行する。

本書は、2018年7月、海竜社から新書で刊行された『50歳からの病気にならない食べ方・生き方』を文庫化したものです。

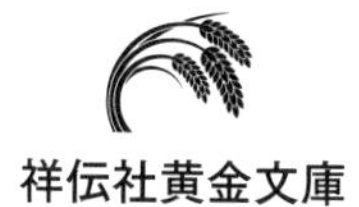

祥伝社黄金文庫

50歳からの病気にならない食べ方・生き方

令和4年2月20日　初版第1刷発行

著　者　石原結實

発行者　辻　浩明

発行所　祥伝社

〒101－8701

東京都千代田区神田神保町3－3

電話　03（3265）2084（編集部）

電話　03（3265）2081（販売部）

電話　03（3265）3622（業務部）

www.shodensha.co.jp

印刷所　萩原印刷

製本所　積信堂

ISBN978-4-396-31820-8 C0147